IGK-Verlag

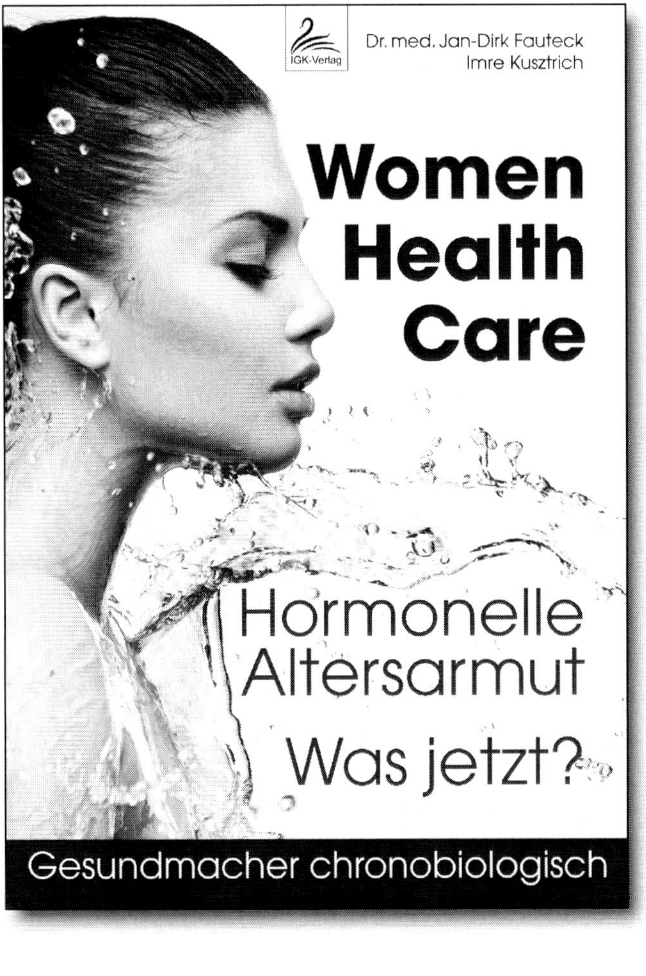
IGK-Verlag
Dr. med. Jan-Dirk Fauteck
Imre Kusztrich
Women
Health
Care
Hormonelle
Altersarmut
Was jetzt?
Gesundmacher chronobiologisch

Impressum:

Women Health Care
Gesund-Macher chronobiologisch
Hormonelle Altersarmut
Was jetzt?

Vertrieb durch Nova MD Verlag
IGK-Verlag, www.IGK-Verlag.com
7100 Neusiedl am See, Österreich

ISBN: 978-3-96111-248-7
Autoren: Dr. med. Jan-Dirk Fauteck, Imre Kusztrich
Foto: © Subbotina Anna-Fotolia.com, Engel-Fotolia.com
Druck: SOWA Sp. z o.o., Warschau, www.sowadruk.pl

***

***

Inhalt

INTERVIEW

GEHIRN

STIMMUNG

KNOCHEN

GESUNDHEITSSYSTEM MIKROBIOM

HAUT

QUINTESSENZ DER NAHRUNGSERGÄNZUNG

ERNÄHRUNG & GEWICHT

AMINOSÄUREN

VITAMINE

GESUNDMACHER

HORMONE

SONDERROLLE MELATONIN

mTOR

Der Frauenkörper – Vorsprung mit Ablaufdatum

Eigentlich wäre es nicht der Rede wert, dass am 17. April 2017 eine Siebzigjährige namens Katherine Virginia Switzer beim Boston-Marathon an den Start ging und wie 26.628 andere Teilnehmer auch das Rennen erfolgreich beendete ... hätte die als Tochter eines Majors der United States Army in der ostbayerischen Stadt Amberg geborene schlanke Kathy nicht schon 1967 als Zwanzigjährige das gleiche Rennen absolviert. Damals waren aus medizinischer Rücksicht Läuferinnen nur zu Wettkämpfen bis zu 800 Meter zugelassen, und die Sportlerin meldete sich heimlich mit den Initialen K. V. vor ihrem Familiennamen an. Zwischen dem Renndirektor und Kathys Freunden kam es zu einem Handgemenge. Jedoch nach vier Stunden und 20 Minuten erreichte Katherine Virginia Switzer mit der Startnummer 261 als erste Marathonläuferin der Geschichte das Ziel.

50 Jahre danach, mittlerweile Fernsehkommentatorin und Buchautorin im Großmutteralter, lief sie nur 16 Minuten länger. Im Ziel offenbarte sie: „Am wichtigsten ist die Erkenntnis, dass man niemals zu alt, zu unförmig, zu langsam oder zu unattraktiv ist, um ein Athlet zu sein ... Unser Körper will immer ein Athlet sein und erlebt jede Menge von Bewegung auf positive Weise."

Es ist kaum zu glauben, aber es stimmt, dass sich die Wissenschaft bis weit in die zweite Hälfte des 20. Jahrhunderts hinein kaum mit dem speziellen Herz-Kreislauf-System der Frau befasst hat. Gleichzeitig dominierte schlicht die Annahme, dass das weibliche Herz von Natur aus schwächer ist.

Noch weniger zu verstehen ist ein Eingeständnis, das der Herzforscher Dr. Paul Ridker im August 2017 bei der Jahrestagung der europäischen Kardiologengesellschaft in Barcelona einräumte: Seit einem Vierteljahrhundert rätselt die Kardiologie vergeblich darüber, warum die Hälfte aller Herzanfälle und Schlaganfälle Personen ohne die bekannten Herzrisiken wie Blutfette, Plaquebildungen und Bluthochdruck betrifft. Also muss es auch bisher weniger beachtete Faktoren geben.

Das gilt zwar für beide Geschlechter, aber in Bezug auf die Frau sind eindeutig die meisten Fragen offen. Vermutlich wissen zumindest die Fachärztinnen und Fachärzte mit geprüftem Spezialwissen über altersbedingte Veränderungen im menschlichen Körper – so genannte Anti-Aging-Mediziner – schon einige

Antworten mehr.

Übrigens werden immer noch Frauen und Männer häufig gleich behandelt, weil von Gleichheit ausgegangen wird, obwohl sie nicht besteht. Wahrnehmungsverzerrungen versperren den sachlichen Blick auf Erkrankungen, die stärker das eine oder andere Geschlecht betreffen, etwa Depression, die bei Männern zu selten erkannt wird und eindeutig unterbehandelt ist, und Migräne, für die Frauen wegen der Hormonschwankungen empfindlicher sind.

Fakt ist: Für den weiblichen Körper hat sich die Evolution stärker angestrengt und ihn mit mehr Werkzeugen ausgestattet als den des Mannes. Auf diese Weise wird der unumstritten wichtigste Faktor für den Fortbestand der Menschheit auf besondere Weise geschützt. Insgesamt ist die Frau überlebensfähiger. Zum Ausgleich werden in Deutschland jedes Jahr etwa fünf Prozent mehr Jungs geboren als Mädchen.

Biologisch hat der Körper der Frau jedoch nur solange mehr drauf, als von ihm neues Leben erwartet werden kann. Dann häufen sich schlagartig die Probleme.

Diese Veränderungen dürfen nicht bagatellisiert werden. Ein Beispiel aus einer internationalen Statistik vom Juni 2017: Zwischen dem 40. und 59. Lebensjahr hat nur jede 20. Frau eine bedrohliche Erkrankung der Herzarterien, ab 60 schon jede zehnte und ab 80 jede fünfte.

Dass Frauen dennoch am Ende im Durchschnitt fünf Jahre länger leben, hat seine Gründe. Der weibliche Organismus ist in höchstem Maße anpassungsfähig, auch in Bezug auf besondere Herausforderungen – das ist eines von vielen Merkmalen, ohne die eine Schwangerschaft unmöglich wäre. Eindrucksvolles Beispiel: Die Frau kann das Organ Gebärmutter wiederholt um ein Vielfaches vergrößern und wieder verkleinern.

Im Bestzustand präsentieren sich bis zur Lebensmitte die weiblichen Blutgefäße, verglichen mit jenen des Mannes. Die Versorgungsleitungen für Sauerstoff und Nährstoffe im Körper der Frau können bei Bedarf leichter erweitert und wieder verengt werde. Das ermöglicht eine bessere Durchblutung, was zu den bedeutendsten Voraussetzungen für eine erfolgreiche Schwangerschaft zählt. Die hohe Elastizität und die Dehnbarkeit der Aderwände bewahren weitgehend vor hohem Blutdruck, vor Plaqueansammlungen und vor Gerinnseln im Blutstrom - alles sehr gefährliche Risikofaktoren für das Herz-Kreislauf-System.

Das weibliche Herz kann erstaunliche Energiereserven mobilisieren. Es bewältigt Belastungen besser als das männliche. Und die Frau verfügt über Fähigkeiten, die der Mann nicht braucht, etwa die Versorgung von Nachwuchs mit eigener Nahrung.

Was einzig zählt, ist die Fortpflanzung. Deshalb kommt ein Herzinfarkt bei der Frau im gebärfähigen Alter nur unter wirklich ungünstigen Umständen vor.

Mediziner beziffern die durchschnittliche Verringerung der Herzrisiken bei Frauen im Vergleich zu Männern um rund 24 Prozent. Der natürliche Herzschutz der Frau ist allerdings nicht unter allen Umständen in vollem Umfang garantiert.

Eine Studie der Mayo Clinic enthält eine starke Warnung: Beinahe jede vierte Frau in den westlichen Nationen ist von Nicht-Alkoholischer Fettleber, NAFL betroffen. Diese Leberschädigung steht in engem Zusammenhang mit chronischen Entzündungen, mit dem Anteil an Körperfett, mit Insulinresistenz und Problemen beim Fettabbau. Betroffene Patientinnen haben in Bezug auf Herzinfarkt, Angina pectoris und spezielle Herzfehler keine besseren Chancen als gleichaltrige Männer **(Quelle: „American Association for the Study of Liver Disease" (AASLD), Oktober 2017).**

Im Körper der Frau entdeckte die Wissenschaft eine ganze Reihe weiterer Werkzeuge, die das Prinzip der Fortpflanzung schützen. Zum Beispiel werden im weiblichen Gewebe die aus Drüsen freigesetzten Haupthormone bedarfsgerecht weiterentwickelt.

Seit dem frühen 20 Jahrhundert ist bekannt, dass Hormone oder Botenstoffe in unseren Organen bestimmte Wirkungen erzielen. Es sind körpereigene Stoffe, meistens aus einer Drüse, die je nach Situation speziell gebildet und vor allem in die Blutbahn freigesetzt werden. Verwandt sind Neurotransmitter, die aus Nervenzellen stammen. Als dritte Gruppe entstehen so genannte Gewebehormone in Zellen mit besonderen Eigenschaften nur in unmittelbarer Umgebung. Zu ihnen zählen das Serotonin und das Stickstoffmonoxid, NO.

Ein Hormon wirkt dort, wo es auf passende Rezeptoren trifft. Die meisten befinden sich auf der Oberfläche von Zellen. Einzelne Botenstoffe, beispielsweise aus der Schilddrüse, dringen durch die Zellmembran bis zu geeigneten Kontaktstellen bis in den Zellkern vor. Dort mischen sie bei der Aktivierung und Deaktivierung von Genen mit.

Die Wissenschaft hat bereits mehr als 150 Hormone und Botenstoffe identifiziert, meistens imBlut. Einige schwimmen in der Lymphflüssigkeit. Auch Flüssigkeiten im so genannten inneren Verteilungsraum des Organismus transportieren diese chemischen Moleküle.

Ihre Dichte und Aktivitäten werden in einem intelligenten Abstimmungsverfahren auch durch unsere inneren Uhren mitbestimmt.

Hormone werden direkt aus Bausteinen, die wir mit der Nahrung zu uns nehmen, oder vom Körper selbst hergestellt, beispielsweise aus den Fettmolekülen von Cholesterinen. Zu den bedeutendsten Vorstufen in der Hormonerzeugung zählt das DHEA.

Die im weiblichen Körper entstehenden klassischen Hormone präsentieren sich mit besonderen Eigenschaften. Zur Herstellung und Freisetzung dieser genialen Botenstoffe befähigt sind unter anderem die Organe Leber, Brust und Gehirn, sowie die Gebärmutter mit Zielrichtung Embryo.

Auch davon profitiert die Frau. Den Gehirnzellen werden bei einer guten Hormonversorgung höhere verbesserte Fähigkeiten wie etwa Regeneration, Ausgeglichenheit bei Stress und hervorragendes Merkvermögen verliehen – alles Eigenschaften, die während einer Schwangerschaft vor allen möglichen Gefahren bewahren können. Auch eine geringere Verkalkung von Gehirngefäßen gehört dazu. Kognitive Defizite stellen sich später und langsamer ein.

Allerdings warnten Alzheimerforscher erst 2016 vor einer Falle: Weil die Frau generell und bis ins hohe Alter über bessere sprachliche Fähigkeiten verfügt, bleibt eine entstehende Demenz länger als beim Mann womöglich undiagnostiziert.

Auch ein Risiko durch Blutfette ist viele Jahre lang kein Thema. Denn der weibliche Organismus ist einfallsreicher in Bezug auf die Verwendung dieser Fettverbindungen.

Cholesterine kommen in jeder menschlichen, tierischen und pflanzlichen Zelle vor, auch in den Blutkörperchen. Die für den weiblichen Organismus besonders typischen Botenstoffe Östrogene teilen den im Blut pulsierenden Fettmolekülen jedoch auf raffinierte Weise ganz bestimmte Aufgaben außerhalb der Blutbahnen zu. Ihre Anhäufung im Blut der Frau ist generell niedriger und ihr Verbleib im Herz-Kreislauf-System kürzer als beim Mann. Verbleiben die mehr oder weniger klebrigen Cholesterinmoleküle länger im Blutstrom, was fast immer auf den männlichen Organismus zutrifft, fördern sie krankmachende Veränderungen der Gefäße wie kalkähnliche Ablagerungen.

Etwa jeder dritte Deutsche im Erwachsenenalter hat einen hohen Cholesterinspiegel. Das halten viele Experten für ein Risiko, das ihrer Meinung nach gemeinsam mit weiteren Belastungen wie Bluthochdruck oder Rauchen dem Gefäßsystem schadet und die Wahrscheinlichkeit von Herzinfarkt oder Schlaganfall erhöht.

Diese Risiken verwandelt der weibliche Körper in gewisse Vorteile um. In der Schwangerschaft werden Cholesterine vermehrt für die Neubildung von Zellen aufgebraucht. Sie sind auch wichtige Ausgangsstoffe für die Produktion von Hormonen, auch diesbezüglich funktioniert der Organismus der Frau besser Die Frau profitiert von ihren bioaktiven Blutfetten also stärker.

Der spezielle Mix an Sexualhormonen im weiblichen Körper ist zur verstärkten Eindämmung von entzündlichen Prozessen befähigt. Einige Mediziner vergleichen diese Eigenschaft mit den durch Aspirin zu erzielenden Schutzwirkungen für das Herz-Kreislauf-System. Dadurch wird ein Rückgang an Herzinfarkten und Schlaganfällen erzielt.

Und das Beste: Die speziellen Hormone für die weiblichen Sexualorgane, die auch das Herz für Extrembelastungen stärken, schützen auch alle anderen lebenswichtigen Organe und ihre Gefäße im Körper der Frau und stimulieren sie zu guten Leistungen, etwa die Leber und die Nieren. Typisch ist ein erhöhter Geruchsinn der Frau in der Schwangerschaft, denn ihre Hormone regen die Bildung neuer Nervenzellen im Riechzentrum an. Vermutlich steht dabei das Kindeswohl im Mittelpunkt.

30 Jahre und länger Postmenopause

Allerdings gilt für die durch Hormone geleisteten außergewöhnlichen positiven Effekte eine alarmierende und dabei eigentlich logische Einschränkung. Nach der Menopause ist die Frau für die Natur im biologischen Sinne ebenso wenig schützenswert und arterhaltend wie der Mann nach seinen besten Jahren. Einige Faktoren kehren sich dann für die Frau sogar in das Gegenteil um. Ihre Organe mit den großartigsten Fähigkeiten der Vermehrung, Brust und Gebärmutter, erkranken jetzt besonders häufig.

Vor allem ein gravierender Verlust hat weitreichende Auswirkungen. Mit dem Abfall der Hormone geht die herausragende Elastizität der Gefäßwände in hohem Maße verloren. Sie werden jetzt sogar steifer und härter als im Körper des Mannes im gleichen Alter. Nach dieser Funktionsstörung ist die Blutzirkulation nur noch suboptimal.

Die meisten Beschwerden in der frühen Anpassungsphase der Wechseljahre gehen auf diese Problematik zurück. Es ist die Veränderung der Gefäße. Hitzewallung und andere klimakterische Symptome stehen in einem Zusammenhang mit dem kritisch gewordenen Zustand der nicht mehr flexiblen Blutbahnen und sind nicht nur sehr unangenehm für Betroffene. Sie sind ein Warnsignal in Bezug auf das komplette Herz-Kreislauf-System, die Gehirnversorgung mit frischem Blut eingeschlossen.

Auch Männer erleben ihre Version von Wechseljahren, jedoch nicht so abrupt. Insgesamt müssen sich Frauen mit dem Mangel von Hormonen intensiver befassen. Sehr oft leben sie 30 Jahre und länger in der Postmenopause, die schon ab den 40er-Lebensjahren mit dem Rückgang der Gestagene genannten Schwangerschaftshormone eingeleitet wird. Wichtigster Vertreter der Gestagene ist das Progesteron. Dass diese frühe Veränderung auch bereits gesundheitliche Aspekte berührt, wird kaum wahrgenommen wird.

Für jeden Fall von Folgekrankheiten durch schwindende Hormone gilt, dass diese Phase bei Frauen meistens länger ist als bei einem Mann.

Der fortschrittliche Umgang der Medizin mit den Veränderungen des Alters schenkt diesen Hinweisen große Bedeutung und bietet natürliche Möglichkeiten, die volle Funktionalität der Blutgefäße im Körper der Frau mittleren Alters wiederzugewinnen. Dafür eignet sich zum Beispiel die gezielte Zufuhr bestimmter Aminosäuren. In der Entwicklung einer so genannten gendergerechten, also geschlechtsspezifischen Therapie sollten Einschränkungen der Lebensqualität besonders berücksichtigt, also ausgeglichen werden.

Hormone zum Wohle der Gefäße

Gerade für die Prävention einer Herzerkrankung der Frau ab der Lebensmitte hat die Anti-Aging-Medizin enorm wichtige Erkenntnisse erforscht. Dabei drängt sich eine Ausrichtung an der wahren Genialität unserer urzeitlichen Prägungen auf. Die gleichen Hormone und Vitalstoffe für Fruchtbarkeit und Reproduktion schenken dem weiblichen Herz-Kreislauf-System die biologische Besserstellung, denn sein Funktionieren ist die erste Voraussetzung für den Arterhalt.

Deshalb setzt die ärztlich begleitete Kunst des Alterns auf die Wiederherstellung der natürlichen Spiegel der mit Abstand wichtigsten Substanzen im Blut und in den Geweben nach den Wechseljahren. Also Ergänzung, nicht Übertreibung.

Im Wesentlichen ist es ein ungleiches Paar: die dominierenden unter den so genannten weiblichen Geschlechtshormonen, die Östrogene, und ein von dieser Hormongruppe gesteuerter gasförmiger Botenstoff. Er wird aus Stickstoff und Sauerstoff gebildet und trägt die Bezeichnung Stickstoffmonoxid, abgekürzt NO.

Die Bezeichnung Östrogen wird als Oberbegriff für eine ganze Hormongruppe verwendet. Östrogene werden in mehreren Geweben freigesetzt und in zahlreichen Arten produziert, die in den einzelnen Organen eigene Bindungsstellen besetzen und dort gezielt ganz spezielle Wirkungen fördern oder auch hemmen.

Die Bezeichnung weibliche und männliche Sexualhormone ist irreführend, denn sie werden nicht ausschließlich im Körper der Frau oder des Mannes gebildet und sind für beide unverzichtbar. Jede Unterversorgung beeinträchtigt die Funktionsfähigkeit von Organen. Dass das im weiblichen Organismus auch sehr stark für das so genannte männliche Geschlechtshormon Testosteron gilt, hat gerade erst die wissenschaftliche Forschung der letzten Jahrzehnte bestätigt.

Dass auch ein Gas mit der Bezeichnung Stickstoffmonoxid im Körper der Frau eine wesentliche Funktion hat, ist den Allermeisten nicht bewusst.

Stickstoffmonoxid fördert die Zellerneuerung innerhalb von Blutgefäßen und bei Bedarf die Entstehung neuer Adern. Das treibt das Gas besonders stark im Herzgewebe voran. Auf diese Weise wird Stickstoffmonoxid zum starken Botenstoffpartner der Östrogene. Deren hormonellen Signale verbessern die Anreicherung des Blutes mit Sauerstoff und optimieren den Blutfluss. Vermutlich ist diese Eigenschaft die passendste Erklärung, warum das junge Frauenherz seltener durch einen Infarkt funktionell geschädigt wird.

Die chemische Gasverbindung Stickstoffmonoxid kennt man bestenfalls in einem schlechten Zusammenhang, nämlich als Abbauprodukt aus Verbrennungsmotoren und als Verursacher des sauren Regens.

Das menschliche Stickstoffmonoxid hat einen völlig sauberen Ursprung, denn es entstammt einer Aminosäure, Arginin.

Bekannt sind mehrere hundert verschiedene Aminosäuren mit biologischen Wirkungen, denn sie sind wesentliche Bausteine der Eiweiße, die immerhin ein Fünftel unserer Körpersubstanz ausmachen. 21 dieser Säuren sind besonders wichtig, und Arginin ist eine der effektivsten.

In Urzeiten entstand diese Säure vermutlich in Fischen und Meerestieren. Auch heute noch ist der Argininanteil in Lachs, Sardinen, Thunfisch und Garnelen erwähnenswert. Diese Aminosäure hat sich erfreulicherweise in der weiteren Nahrungskette inzwischen jedoch wesentlich reichhaltiger angesiedelt im Fleisch von Rind, Schwein und Hühnern, in Buchweizen, Haselnüssen, in der Sojabohne, in Linsen, Mandeln und Erdnüssen.

Das heißt: Im Idealfall versorgen wir unseren Organismus durch die richtige Nahrungswahl ganz automatisch mit Arginin und mit dem Stickstoffmonoxid. Im Körper wird das Gas zum Partner der Östrogene bei einer interessanten Funktion. Deren hormonellen Signale verbessern die Anreicherung des Blutes mit Sauerstoff und optimieren den Blutfluss.

Dabei ist eine weitere Substanz sehr hilfreich, der Neurotransmitter Acetylcholin. Es ist ein legales Dopingmittel für das Gehirn. Dieser Biostoff ermöglicht den Informationsaustausch zwischen Nervenzellen und Muskelgewebe. Acetylcholin ist hochkonzentriert im Gift der Hornisse, was ihren Stich besonders schmerzhaft macht, und in der Brennnessel.

Acetylcholin entsteht aus Cholin, einer günstigen Substanz, die eine Fettanhäufung in der Leber erschwert. Beste verzehrbare Quellen: Soja, Eigelb, Leber, Blumenkohl, Brokkoli und Azukibohnen.

Gemeinsam kontrollieren das Acetylcholin und das Stickstoffmonoxid die Herztätigkeit und die Anpassungsfähigkeit im Gefäßsystem. Gemeinsam bremsen sie einigermaßen den Blutdruckanstieg.

Das verleiht dem weiblichen Kreislauf einen beachtlichen Gesundheitsvorsprung nicht nur durch bessere Durchblutung.

Gleichzeitig stärken diese für die Frau so eminent bedeutenden Vitalstoffe auch das Immunsystem im Abwehrkampf gegen Bakterien und Viren. Alles leider nur bis zur Menopause. Deshalb ist beispielsweise Bluthochdruck in der zweiten Lebenshälfte wegen der fehlenden entspannenden Wirkung des Stickstoffmonoxids ein Risiko der Frauengesundheit, dem häufig zu wenig Beachtung geschenkt wird.

Ein großer Aspekt zum Nachteil der Frau ist der in der Regel höhere Medikamentenkonsum, besonders von Antihistaminen gegen Allergien, von Antidepressiva gegen Stimmungsschwankungen und nach der Entdeckung des später auftretenden Bluthochdrucks auch von Medikamenten dagegen. Deren Wirkstoffe können vor allem gerade die Muskelaktivitäten im weiblichen Herz ziemlich stören.

Unterm Strich bleibt jedoch eindeutig eine generelle Bevorzugung der Frau in den gebärfähigen Jahren.

Die Menopause – pünktlich und doch zu früh

Inzwischen ist die medizinische Forschung allerdings mit Verhältnissen konfrontiert, die von der Evolution so nicht geplant waren. Wenn die Drüsen für die Freisetzung der Fortpflanzungshormone ihre Leistung drosseln oder sogar völlig einstellen, geht das Leben der Frau von heute in aller Regel noch einmal halb so lange und länger ohne Progesteron, Östrogene und Pregnenolon weiter. Das bedeutet, dass ab der Lebensmitte den Organen im weiblichen Körper die steuernden und schützenden Substanzen fehlen.

Die Wissenschaft präzisiert: Nicht die Menopause kommt zu früh, sondern der Tod tritt zu spät ein.

Praktisch über Nacht ist der weibliche Organismus wie ausgewechselt. Ein Beispiel: Zwischen dem Gehirn und einigen Organen optimiert Östrogen die Kommunikation. Seine Information bleibt jedoch schlagartig aus, wenn in und nach den Wechseljahren die Produktion körpereigener Botenstoffe nur Minimalmengen liefert. In der Folge erreichen das Gehirn unzureichende oder widersprüchliche Steuerungssignale. Chaos pur! Darunter leiden auch andere Steuerungsstoffe, die sich an den Östrogenen ausrichten, etwa Hormone für Regeneration, Leistungssteigerung und Zellerneuerung.

Jeder chronische Hormonmangel, egal ob im Körper einer Frau oder eines Mannes, entwickelt sich zum Problem für den ganzen Organismus, nicht nur einzelner Zielorgane.

Ein Beispiel ist der Schutz der Schleimhautzellen vor Erkältungsviren durch Östrogene. Er geht nach der Menopause verloren. Bis dahin existiert so etwas wie ein auffälliger Männerschnupfen, da die männliche Nase diesen Präventionseffekt nicht hat.

Eine Funktionsstörung durch Hormonabfall betrifft immer auch die Systeme für Regeneration und Reparatur. Wenn deren Leistungen gehemmt werden, entwickeln und beschleunigen sich degenerative Erkrankungen. Je nach Ort des Auftretens wechseln die Symptome. Herzrasen, ein Bandscheibenvorfall oder Schwindel sind typische Signale dieses Beschwerdebildes. Im Körper der Frau bleiben viele Auffälligkeiten eine Jahrzehntelang ruhig, ehe sie nach der Menopause deutlich spürbar werden.

Mediziner sprechen von einem Schalter, der umgelegt wird, wodurch bestimmte Alterungsprozesse gestartet werden.

Die meisten Wechseljahrbeschwerden klingen nach einer Anpassungsphase scheinbar wieder ab – in Wahrheit addieren sich die Auswirkungen eines bleibenden Hormonverlustes unmerklich.

Eine wichtige negative Veränderung ist eine Zunahme von freien Sauerstoffradikalen. Ihre Aggressivität ist ein besonders gefährlicher Risikofaktor für die Gesundheit der Gefäßwände.

Bereits Veränderungen des Lebensstils können therapeutische Wirkungen haben, denn Bewegung, Ernährung, Gewicht und Alkoholkonsum prägen mit, wie der Körper auf Hormone reagiert.

In diesem Zusammenhang ein interessanter Hinweis: Vitamin E ist ein besonders erfolgreicher Mikronährstoff in der Neutralisierung der wilden Sauerstoffradikale. Studien zeigen, dass die Einnahme dieses Vitamins in hoher Dosis die Beschwerden der Wechseljahre reduzieren kann.

Frühe Menopause, größere Risiken

Verschiedene Begriffe werden verwendet, ohne dass ihre Bedeutungen präzise bewusst sind.

Klimakterium enthält den griechischen Begriff Klimax für Steigerung, Staffel und umfasst eine Zeitspanne von bis zu 15 Jahren an Abstufungen und Veränderungen.

Menopause ist definiert durch die letzte Blutung.

Prämenopause beginnt etwa fünf Jahre davor.

Die Postmenopause startet ein Jahr nach der letzten Blutung und erstreckt sich über weitere fünf bis zehn Jahre.

Weniger erkennbar ist der Hormonabfall beim Mann, einsetzend etwa um das 50. Lebensjahr, weshalb Männer mit ihren Beschwerden möglicherweise nicht die notwendige Beachtung finden.

In der Fachzeitschrift amerikanischer Internisten, „JAMA Internal Medicine" berichteten Forscher über ein bisher nicht beachtetes Phänomen. Je früher der weibliche Körper mit einer Abnahme der Hormone konfrontiert wird, desto länger dauern die lästigen Anpassungen und unmittelbaren Auswirkungen, nämlich bis zu 14 Jahre. Als durchschnittliche Menopause-Phase wurden 7,4 Jahr ermittelt.

Untergewicht ist ein anerkannter Risikofaktor für eine frühere Menopause. Wer schon im Alter von 18 Jahren zu wenig auf die Waage bringt, erhöht diese Wahrscheinlichkeit um rund 50 Prozent. Ist eine Frau um die 35 Jahre herum deutlich zu dünn, steigt diese Prognose aus der University of Massachusetts sogar auf 60 Prozent, meldete das Fachjournal „Human Reproduction" Ende 2017.

Auch wiederholte Gewichtsschwankungen sind in diesem Zusammenhang riskant. Frauen, die vor dem 30. Lebensjahr dreimal rund zehn Kilo zugenommen und wieder abgenommen haben, verdoppeln ebenfalls dieses Risiko.

Die Aussagen beziehen sich auf Daten von 78.759 Krankenschwestern aus der „Nurses' Health Study". 2.804 Teilnehmerinnen erlebten ihre Wechseljahre vor dem 45. Lebensjahr.

Das Alter bei der letzten Menstruationsperiode ist nicht nur für die Fortpflanzung entscheidend. Erwiesen ist seit Jahrzehnten, dass auch die Wahrscheinlichkeit künftiger Krankheitsfälle von dieser chronologischen Zäsur mit beeinflusst wird.

Zahlreiche wissenschaftliche Studien untersuchten die Auswirkungen eines frühen Eintritts in die Wechseljahre vor dem 45. Lebensjahr. Diese Situation betrifft etwa jede zehnte westliche

Frau und erhöht bereits wegen der nachfolgenden längeren Lebensphase ohne die notwendige natürliche Hormonbalance statistisch eine Zunahme an schweren Erkrankungen. Es drohen Herz-Kreislauf-Leiden, Osteoporose, kognitive Probleme und sogar ein verfrühter Tod.

Die University of Oxford, England, wies im Januar 2018 auf ein weiteres Phänomen hin: Auch Frauen mit einer sehr frühen ersten Periode vor dem zwölften Lebensjahr haben größere Risiken für generelle Gefäßerkrankungen, für Herzkranzgefäßleiden und für Schlaganfall.

Es bleibt unter den Bedingungen einer vorzeitigen Menopause leider nicht bei kardiologischen Problemen. Die Fachzeitschrift „Diabetologia" verwies im Juli 2017 auf einen sehr klaren Zusammenhang mit dem gehäuften Auftreten von Diabetes bei frühem oder normal eintretendem hormonellen Absturz im Vergleich zu Frauen mit später Menopause.

Diesem drohenden Risiko kann durch eine Anti-Diabetes-Ernährung entgegengesteuert werden.

Zahlreiche Frauen registrieren bereits um das 42. Lebensjahr herum Symptome wie Schweißausbruch und Hitzewallung und führen sie auf hormonelle Veränderungen zurück. Sensible Frauen nehmen solche Belastungen deutlicher wahr.

Im Mittelpunkt aktueller Studien stehen in diesem Zusammenhang jedoch nicht Östrogene und Progesteron, sondern der Zustand der Gefäße weitgehend unabhängig von der Hormonlage. Denn es ist die Vasomotorik, die Bewegungen der Gefäße, die rein physikalisch durch Zusammenziehen und Entspannen jene Beschwerden verursacht, die mit der Menopause verbunden werden. Daraus schließen Mediziner, dass frühe Symptome – während sie an den Beginn der Wechseljahre denken lassen - in Wahrheit Hinweise auf damit zusammen hängende Probleme des Gefäßsystems sind.

Nähere Hinweise liefert der Blutfluss, die in einem bestimmten Zeitmaß transportierte Blutmenge. Ein entsprechender Wert kann leicht in der Armbeuge gemessen werden.

Voraussetzung für einen gesunden, normal hohen Blutfluss sind jugendlich flexible Innenbeschichtungen der wichtigsten Gefäße. Diese Gewebe werden Endothel genannt und sollten sich mühelos erweitern lassen. Wird diese Beweglichkeit verhindert, etwa durch Verhärtung von Gefäßgeweben, empfinden diese sensiblen Schichten das als Irritation und lösen die an Menopause erinnernden Symptome aus.

Auch starke Wassereinlagerung im Zellgewebe rund um die Gefäße stört deren Beweglichkeit, weil Wasser sich nicht zusammendrücken lässt. Deshalb kann auch ein Zuviel an Wasser zu diesen unerwünschten Reaktionen der Gefäße beitragen.

Häufig wird bei Frauen mit sehr frühen Menopausesymptomen ein niedriger Wert für den Blutfluss in ihren Gefäßen ermittelt. Je früher diese Auffälligkeit vor dem 52. Lebensjahr festgestellt wurde, umso häufiger war kein Zusammenhang mit womöglich sehr frühen Hormonveränderungen abzuleiten.

Daraus wird die Empfehlung abgeleitet: Bei früh einsetzenden Empfindungen wie Symptome wie Schweißausbruch und Wärmeveränderungen sollte die Möglichkeit von drohenden Herzproblemen auf Grund von angegriffenen Gefäßen in Betracht gezogen werden. In jedem Fall ist zur weiteren Abklärung die Blutflussmessung ratsam.

Immer deutlicher werden gleichzeitig Effekte durch die natürlichen Hormonveränderungen zur Lebensmitte.

Östrogene steuern das Zentrum für Wärmeempfindungen im Gehirn. Eine Hormonabnahme führt sehr früh zu Verschlechterungen. Hitzewallungen treten häufig zuerst in der Brust und im Halsbereich auf. Das Herz erhöht die Schlagzahl. Durch Erweiterung der Gefäße strömt mehr Blut in die Region und weitere Auswirkungen folgen.

Bei Diabetes ist die Menopause anders

Patientinnen mit Diabetes wird vor den Wechseljahren dringend geraten, ihren Lebensstil den bevorstehenden Veränderungen anzupassen. Und zwar rechtzeitig. Durch die Zuckerkrankheit erschöpfen sich die Eizellen vorzeitig. Ursache scheinen Gefäßveränderungen zu sein. Deshalb das Wichtigste: ausreichend bewegen, bewusst ernähren.

Der Grundbedarf an Kalorien wird deutlich reduziert sein. Es drohen Übergewicht und daraus resultierende Folgeerkrankungen, zum Beispiel Herz-Kreislauf-Probleme.

Mit dem Versiegen der Eierstöcke schwindet das Hormon Östrogen, und die Insulinsensibilität wird abwechselnd erhöht und erniedrigt. Da das oft sprunghaft geschieht, kommt es zu erheblichen Blutzuckerschwankungen. Der ungewohnt neue Stress, Hitzewallungen und Schweißausbrüche verstärken diese Symptome.

Empfehlungen: engmaschige Blutzuckerkontrollen und gegebenenfalls Anpassung der Therapie.

Herzkrankheit, das späte Frauenleiden

Jahrzehntelang profitiert der Körper einer Frau von einer besonderen Fitnesseigenschaft ihrer Muskeln: Sobald sie gefordert werden, nehmen sie Sauerstoff aus dem Blut rascher auf als das im Organismus eines Mannes gleichen Alters und gleichen Gewichts geschieht. Das haben kanadische Wissenschaftler erst im Dezember 2017 herausgefunden und im Fachmagazin „Applied Physiology, Nutrition and Metabolism" veröffentlicht.

Warum das so ist, wurde nicht verstanden. Fest steht jedoch: Sobald der Frau weibliche Hormone fehlen, werden sie in allen Organen vermisst, jedoch wirklich dramatisch ist der plötzliche Schutzverlust für das Frauenherz. Dadurch steigt die Wahrscheinlichkcit von Ablagerungen in den Gefäßen und anderer Schäden.

Unter den rund 23 Millionen Menschen in Deutschland älter als 60 Jahre dominieren die Frauen mit einem Vorsprung von mehr als drei Millionen deutlich – und das spiegeln leider auch die statistischen Daten in Bezug auf Erkrankungen des Herz-Kreislauf-Systems und dadurch verursachte Todesfälle wieder.

Erlebt das Gehirn eine schwere Attacke durch Gefäßschäden, so ist die Wahrscheinlichkeit, dass sie zum Tode führt, für die Frau größer. Auch mehr als zwei Drittel der durch Bluthochdruckwirkungen Verstorbenen sind Frauen.

In Deutschland verstarben 2016 mehr als 911.000 Menschen. Nähere Daten gibt es zu den Todesfällen des Jahres zuvor, 925.200, davon 449.512 Männer und 475.688 Frauen: Während insgesamt 356.616 mal versagte das Kreislaufsystem versagte, betraf das rund 158.000 mal Männer und 199.000 Frauen. Konkrete Herzschäden führten in weit mehr als 210.000 Ereignissen zum Tod. Auch an diesen Ursachen verstarben deutlich mehr Frauen.

Bei Herzinsuffizienz war das Herz unfähig, die benötigte Blutmenge zu pumpen. Bei koronarer Herzerkrankung waren die Herzkranzgefäße selbst, die direkt das Herz selbst mit Blut versorgen, entscheidend geschädigt. Das führt zu schweren Herzattacken wie dem Herzinfarkt. Andere Probleme betreffen die Herzklappen, oder der Herzmuskel schafft nur eine verringerte Pumpleistung, was als Herzfehler klassifiziert wird.

Die Lebenserwartung sowohl für Männer wie Frauen steigt. Setzt sich der Trend zu einem immer längeren Leben fort, dann könnten 2017 geborene Jungen durchschnittlich bis zu 90 Jahre, Mädchen bis zu 93 Jahre alt werden.

Frauen haben sehr typische Herausforderungen an ihre Gesundheit zu meistern, etwa Schwangerschaft und Menopause, sowie eigene Krankheiten, und einige gemeinsame Probleme fordern die Frau anders und stärker. Für beide Geschlechter ist Herztod trotz sehr beachtlicher Fortschritte der Kardiologie die führende Todesursache. Tägliche Wunder der Herzmedizin sowohl medikamentös als auch chirurgisch lassen die klassischen Präventionsregeln für ein gesundes Herz immer stärker in Vergessenheit geraten: eine Ernährung mit hohem Pflanzenanteil, 30 Minuten täglich körperlicher Fitnesseinsatz und Stressreduktion.

Mit der Altersstruktur und einer möglicherweise schlechteren Versorgung durch Fachärztinnen und Fachärzte wird ein Ost-West-Gefälle der Herzsterblichkeit nur zum Teil erklärt. In den neuen Bundesländern sind die Menschen im Durchschnitt älter, doch auch der Anteil der Raucher, der Übergewichtigen und der Menschen mit Diabetes und Bluthochdruck ist deutlich höher.

Alle diese Risiken sind für die Frau gefährlicher.

In Sachsen-Anhalt werden je 100.000 Einwohner mehr als doppelt so viele Herztote verzeichnet wie in Berlin. Auch Thüringen, Brandenburg und Mecklenburg-Vorpommern landen regelmäßig in den Todesstatistiken ganz oben, weit vor Hamburg oder Schleswig-Holstein.

Herzprobleme werden bagatellisiert

Seit den 50er Jahren werden die meisten Erkenntnisse aus Herzstudien an männlichen Teilnehmern ermittelt und generell auch auf weibliche Patienten angewendet. Erst die Anti-Aging-Medizin richtet seit etwa zwei Jahrzehnten im deutschsprachigen Raum den Fokus der Forschung und Diagnose speziell auf den weiblichen Organismus.

Diese moderne Fachrichtung mit Schwerpunkt Prävention veranstaltete vor einem Vierteljahrhundert, 1993, in Las Vegas ihre erste Jahreskonferenz. Rückblickend werden die Anfänge gelegentlich als halbseiden beschrieben, nicht zuletzt, weil sich die geschäftstüchtigen Mediziner gegen vorzeitiges Altern in den U.S.A. anfänglich stolz mit Machofiguren wie Sylvester Stallone und Arnold Schwarzenegger identifizierten.

Inzwischen wird der Begriff Anti-Aging gerne durch die Kunst des Alterns abgelöst. Denn die Jahre ab der Lebensmitte sind in Wahrheit keine pathologische, keine nicht natürliche Lebensphase, die bekämpft werden muss.

Herzerkrankungen und Krebs sind weltweit die größten Langzeitherausforderungen. Noch ist bei uns Herztod der Killer #1, in einigen europäischen Nationen ist bereits Krebs die führende Todesursache.

Männer erleben kardiovaskuläre Risiken früher im Leben. Dennoch ist die Frauensterblichkeit durch Herz-Kreislauf-Probleme insgesamt höher. Das ist dem immer noch zu geringen Interesse, beziehungsweise zu geringer Aufmerksamkeit geschuldet, auch durch medizinisches Personal. Darüber hinaus hat das oft höhere Lebensalter der Frau bei der Diagnose eines Herzleidens zur Folge, dass die Behandlung komplizierter ist, etwa weil vielleicht bereits notwendige Medikamente aus anderen Gründen berücksichtigt werden müssen.

Das häufigste Herzleiden ist die koronare Herzerkrankung der Arterien für die Blutversorgung des Herzens. Zu einer Blockade des Durchflusses kommt es, wenn durch krankhafte Gefäßveränderungen besonders klebrige Blutanteile sich an den Innseiten anhäufen und den Durchmesser verringern. Überall im Körper können sich Blutgerinnsel bilden und lösen, worauf sie mit dem Blutstrom zu solchen Engpässen geschleust werden. Bei jedem Verschluss mit einem Stopp der Durchblutung droht ein Herzinfarkt. Bei einer rheumatischen Herzerkrankung beschädigen Bakterien den Herzmuskel oder die Klappen.

Lange Zeit war ein Herzinfarkt oder

ein Schlaganfall der erste Hinweis auf eine Störung der Blutversorgung des Herzens, beziehungsweise des Gehirns. Inzwischen ist eine ganze Reihe von warnenden Begleiterscheinungen identifiziert, und ihre Behandlung hilft mit, die Herztodeszahlen zu reduzieren. Mit Medikamenten wurden vor allem die Blutfettprofile verbessert und Blutdruck gesenkt. Erst allmählich rücken auch nicht typische Risikofaktoren in den Blickpunkt, zum Beispiel ein starker Gefäßfeind: chronische schmerzlose Entzündungsprozesse.

Nach den drei allgemein vermuteten größten Belastungen hoher Blutdruck, hohe Blutfettwerte und Rauchen folgen ungesunde Ernährung, Diabetes, Inaktivität und genetische Disposition als weitere erschwerende Faktoren.

Die korrekte Ernährung und die intelligente Versorgung mit Mikronährstoffen sind der Schlüssel zur Bewahrung einer langen Herzgesundheit. Wissenschaftliche Studien haben zahlreiche sekundäre Pflanzenstoffe mit speziellen Eigenschaften als besonders günstig für den Herz-Kreislauf identifiziert. Sie wirken durch unterschiedliche Effekte. Einige senken die Belastung der Gefäßwände durch Blutfette, einige schützen die Gefäße durch weitere Effekte, etwa antientzündlich, und wieder andere unterstützen Funktionen des Herzens generell.

Schlaganfall-Risiken der Frau

Seit mehr als zwei Jahrzehnten gehen die Ereignisse durch Schlaganfall zurück, jedoch vor allem bei Männern und nicht bei Frauen. Gleichzeitig nahmen die wichtigsten Voraussetzungen für Schlaganfall für beide Geschlechter unverändert gleich stark zu: Gefäßerkrankungen, Herzprobleme, zu wenig Aktivität, schlechte Ernährung, Nierenschäden, entzündliche Prozesse.

Welche Verhältnisse begünstigen Männer, ohne dass Frauen davon auch profitieren?

Aufschluss gibt vielleicht die umfassendste diesbezügliche Studie an mehr als 1,3 Millionen Älteren **(Quelle: Greater Cincinnati/Northern Kentucky Stroke Study, GCNKSS)**, veröffentlicht im August 2017. Von 7.710 Schlaganfällen betrafen 57 Prozent Frauen im Durchschnittsalter von 72 Jahren und 43 Prozent Männer, durchschnittlich 68 Jahre alt. Vermutet wird, dass bestimmte Risiken für Frauen zu wenig beachtet werden: Herzrasen in den oberen Herzkammern, atriale Tachykardie genannt, Hormonmedikamente, Migräne und das Alter bei der Menopause.

Beim Vorhofflimmern des Herzens verändern sich die Eigenschaften des Blutflusses. In einigen Bereichen kommt das Blut zum Stehen, was die Wahrscheinlichkeit von Embolien erhöht. Blutgerinnsel können über die Halsschlagadern Hirngefäße erreichen.

Antioxidanzien

Oxidativer Stress in den Zellen der Gefäßwände und anderer Gewebe ist ein Zustand, in dem freie Sauerstoffradikale vom Körper nicht mehr kontrolliert werden und in Kettenreaktionen in jeder Sekunde Millionen von Zellen beschädigen. Früchte und Gemüse reduzieren das Risiko.

Dieser Zerstörungsprozess entsteht auch als Folge chronischer Entzündungszustände und stellt gemeinsam mit diesem inflammatorischen Stress die gefährlichsten Voraussetzungen für krankhafte Veränderungen von Blutgefäßen dar, Arteriosklerose genannt. Diese beiden Stressfaktoren sind viel entscheidender als schlechte Diagnosewerte für Blutfette oder Blutdruck, die herkömmlich als Hauptrisiken eingestuft wurden. Die doppelte Stress-Theorie ist inzwischen eine wissenschaftlich gestützte und in hohem Maße akzeptierte Annahme. Entfesselte Sauerstoffradikal beschädigen Blutbestandteile und Gewebemoleküle. Sobald Gefäße ihre Elastizität verlieren, durch die so genannte Verkalkung, oder sobald sich durch Ablagerungen der innere Querschnitt verengt, wird das Herz rasch zum Opfer dieser Zustände.

Die pflanzliche Wirkstoffgruppe der Antioxidanzien kann nach Verzehr die Belastungen durch den doppelten

Stress deutlich senken. Entzündungen gehen zurück, aggressive Sauerstoffmoleküle werden neutralisiert. Dafür legt die Wissenschaft der Anti-Aging-Medizin jetzt schon seit Jahrzehnten Zehntausende Studienergebnisse vor.

Die am besten geeigneten Quellen für antioxidative Pflanzenmoleküle sind Früchte und Gemüse. In aller Regel sind sie zu ihrem eigenen Schutz bis in ihre wasserdichte Haut hinein mit einer ganzen Armee an Aktionsstoffen prall gefüllt. Gemeinsam reduzieren sie in unserem ganzen Körper die oxidative Gefahrenlage. Einzelne Vertreter werden sogar in den Rang von Superfruits erhoben, weil sie vor allem mit ihren Farbstoffen, den Anthocyaninen, Sauerstoffradikale nachhaltig unschädlich machen und deren negative Kettenreaktionen stoppen. Unter den bei uns üblichen sind es vor allem rote, purpurrote und dunkelblaue Beeren wie Erdbeeren und Heidelbeeren, sowie rote Kidneybohnen, die Artischocke und die Rote Beete. Dunkle Schokolade enthält die Antioxidanzien aus dem Samen des Kakaobaums. Besonders bei bedenklichen Blutfettkonzentrationen werden durch Antioxidanzien auch die Cholesterinverhältnisse im positiven Sinne zurechtgerückt. Klebrige LDL-Cholesterine werden verringert, günstige dichtere HDL-Cholesterine werden erhöht.

Unterm Strich gilt: Jeder Verzehr von Antioxidanzien kann als günstig verbucht werden. Die Natur hält aber noch eine ganze Reihe weiterer wertvoller Vitalstoffe bereit.

Auch dass das Schlafhormon Melatonin antioxidative Eigenschaften besitzt, ist wissenschaftlich gesichert. Seine Moleküle erreichen nach Freisetzung blitzschnell fast jede Körperzelle und neutralisieren Sauerstoffradikale.

B-Vitamine

Das Vitamin B3 mit der Bezeichnung Niacin hat ebenfalls Potenzial, hohe Blutfettwerte zu erniedrigen und gilt deshalb als weiterer Schutzstoff gegen ungünstige Gefäßveränderungen wie Arteriosklerose.

Auch eine bestimmte Aminosäure im Blut, Homocystein, wird gefährlich für Gefäßwände. Sie erhöht den Schadenseffekt durch Sauerstoffradikale und veranlasst das Immunsystem, die erhöhte Klebrigkeit bestimmter Blutbestandteile zuzulassen. Das öffnet auf längere Sicht einer Minderleistung der Gefäße Tür und Tor. Deshalb muss für eine Dauerpräsenz von drei B-Vitaminen gesorgt werden, die diese Aminosäure gemeinsam recyceln und so ihren Spiegel deckeln. Es sind die Folsäure, auch als Vitamin B9 klassifiziert, und die Vitamine B6 und B12. Schon ein einzelner Mangel gilt als Risikofaktor für die unmittelbaren Herzarterien.

Die gleichen Gefahren drohen auch den zum Gehirn führenden Gefäßen. In Langzeitstudien an großen Populationen kam es bei Personen mit vorbildlicher Folsäureversorgung zu weniger Schlaganfällen.

Günstige Quellen von B-Vitaminen: Hefe, Weizenkeime, Sonnenblumenkerne, Sojabohnen und andere Bohnen, Geflügel, brauner Reis, Spargel, Vollkornprodukte, Nüsse, Rote Beete, grüne Gemüse, Leber, Nieren, Fisch, Käse und Ei.

Vitamin D

Diese Substanz ist ein verzehrbares Vitamin, wird aber unter freiem Himmel auch selbst im Körper gebildet und wird in einer Doppelrolle auf diese Weise zum Hormon. Skelettmuskeln und der Herzmuskel haben viele Rezeptoren für das Andocken von Molekülen des Vitamin-Hormons D, denn es schleust günstige Mineralstoffe, die beispielsweise Gefäße in den Muskeln elastisch halten, in die Gewebe.

Bei etwa 30 Prozent der Erwachsenen ist die Versorgung des Körpers mit diesem Vitalstoff mangelhaft, und in diesen Bereichen der Bevölkerung häufen sich die Verhärtung der Arterien, in weiterer Folge Fälle von Bluthochdruck und in letzter Konsequenz Schlaganfall.

Die Doppelsubstanz Vitamin-Hormon D entsteht im Körper sowohl aus Nahrung wie unter dem Einfluss von Sonnenlicht. Als Folge von Hautkrebshysterie gepaart mit dem Propagieren von chemischem Lichtschutz fällt für viele Menschen das natürliche UV-Licht als Faktor der D-Versorgung weitgehend flach.

Grundsätzlich kann behauptet werden, dass eine Verbesserung des Vitamin-Hormon D-Spiegels mit niedrigeren kardio-vaskulären Risiken verbunden ist.

Vitamine C und E

Während das Herz-Kreislauf-System für seine vielfältigen Funktionen mehrere Vitamine benötigt, sind die Vitamine C und E als starke Antioxidanzien doch von besonderer Bedeutung.

Vitamin C kann Plaqueablagerungen an den Gefäßinnenschichten verhindern – doch in mehreren europäischen Ländern haben bis zu 40 Prozent der Erwachsenen von diesem Vitalstoff zu wenig im Blut. Er muss mit der Nahrung aufgenommen werden. Dieses Vitamin ist auch unerlässlich bei weiteren chemischen Reaktionen von Enzymen im Körper, auch als Baustein des Kollagens in der Haut, in Muskeln und in den Knochen.

In Studien konnte eine zweimonatige hohe Einnahme von Vitamin C sogar Bluthochdruck zügeln. Denn das Vitamin verbessert auch die Dehnbarkeit der Gefäße.

Vitamin E ist ebenfalls ein generell stark wirksames Antioxidanz. Darüber hinaus schützt dieses Vitamin besonders die in der Nahrung meistens unterrepräsentierten, aber überaus wichtigen Omega3-Fettsäuren vor Sauerstoffradikalen und damit vor dem Oxidieren. Das heißt, je mehr Fisch, Olivenöl oder Leinsamen mit diesen günstigen Säuren aus gesundheitlichen Erwägungen verzehrt werden, umso höher sollte auch die

Aufnahme von Vitamin E gesteuert werden, um deren Moleküle zu schützen.

In Europa lebt vermutlich jede zweite an Diabetes erkrankte Person mit einer genetischen Variante, die wegen Arteriensteifheit und anderer Umstände das kardiovaskuläre Erkrankungsrisiko stark erhöht. Nach Einnahme von Vitamin E konnten für Teilnehmer aus dieser großen Risikogruppe in Langzeitbeobachtungen diverse Gefahren für das Herz auf Normalniveau gebracht werden.

Während auf der einen Seite Hinweise auf die Bedeutung einer ausreichenden Versorgung mit Vitamin E in der Nahrung zunehmen, belegen Selbstauskünfte zu Ernährungsgewohnheiten gleichzeitig, dass in den meisten westlichen Nationen die Vitamin E-Aufnahme weiter abnimmt. Selbst Personen, die sich vermeintlich gesund ernähren, leben ahnungslos mit einem Defizit.

Coenzym Q10

Ideal sind sehr hohe Vorkommen des chemischen Funktionsstoffes Coenzym Q10 in den Zellen des Herzmuskels. Diese Substanz unterstützt die Energieherstellung in den Körperzellen, und das ist gerade für das Herz besonders wichtig. Mit steigendem Alter wurde jedoch ein Rückgang der Q10-Spiegel gemessen - genau in jenen Jahren, die Herzprobleme wahrscheinlicher werden lassen.

Klinische Studien ergaben, dass eine Nahrungsergänzung mit dem Coenzym Q10 relativ rasch hohen Blutdruck etwas senkt und innerhalb von nur zwei Jahren bei Risikopatienten die statistische Wahrscheinlichkeit einer schweren Herzattacke halbiert. Empfohlene Dosierung: 40 bis 60 Jahre 60 Milligramm pro Tag, ab 60 Steigerung auf 120 Milligramm pro Tag.

Omega3-Fettsäuren

Streng kontrollierte wissenschaftliche Vergleichsstudien und Langzeitbeobachtungen an größeren Populationen zeigen einen starken Zusammenhang von ausreichender Versorgung mit den gesunden Fettsäuren der Gruppe Omega3 und Herzgesundheit. Unstrittig ist ein Rückgang der Sterblichkeit durch Herzprobleme bei Älteren, vor allem durch koronare Herzerkrankung.

Forscher entdeckten diese Moleküle einst zuerst in Fetten, deshalb entstand die irreführende Bezeichnungen Fettsäure. Im Grunde genommen sind es pflanzliche Säuren mit vielen Funktionen, reichlich in Algen, im Leinsamen und in der Olive. Auch der Begriff Fischöl ist unpräzise. Meeresbewohner gewinnen die für sie typische Omega3-Fettsäure aus bestimmten Algenarten.

Nachgewiesen werden eine Verbesserung bei Bluthochdruck und eine Verringerung der Blutfettintensität.

Noch wesentlicher scheint eine Eigenschaft zu sein, die sich nicht sofort in messbaren Werten widerspiegelt, aber langfristig enorm günstig ist. Besonders zwei Säuren in Fischen und Meerestieren, Eicosapentaensäure, EPA, und Docosahexaensäure, DHA, wandern in die Membrane jener speziellen Zellen, die als Bluttplättchen bezeichnet werden, weil sie für das Verklumpungspotenzial und für die Gerinnung des Blutes mitverantwortlich sind. Menschen mit einer hohen Omega3-Fettsäurezufuhr haben Blut, das nicht so leicht Klumpen bildet. Dadurch sinken die Risiken von Herzinfarkt und Schlaganfall.

Die strenge und stärker von Interessensverbänden als von Medizinern geprägte europäische Nahrungsmittelbehörde EFSA veröffentlichte 2016 eine seltene positive Einschätzung von Nahrungssubstanzen: „EPA und DHA leisten einen Beitrag zur Normalisierung von Blutfettspiegeln und Herstellung von normalem Blutdruck."

Erst im Januar 2017 bestätigte eine internationale Studie unter Beteiligung führender Universitäten eine Risikoverringerung durch die Omega3-Fettsäuren besonders bei hohen Werten für Cholesterine und Triglyceride.

Polyphenole

Hier handelt es sich um Pflanzenstoffe mit anti-entzündlichen und anti-oxidativen Eigenschaften. Klinische Studien und Langzeiterhebungen zu den Ernährungsgewohnheit großer Bevölkerungsgruppen belegen einen gegenläufigen Zusammenhang zwischen Polyphenolen und kardio-vaskulären Schadensfällen: je mehr von den einen, desto weniger von den anderen.

2014 verblüffte die Studie „Predimed Trial" über Auswirkungen der Mittelmeerdiät. Sie ist besonders reich an wertvollen pflanzlichen Mikronährstoffen und sehr zuckerarm. Unter den 7.216 Testpersonen mit hohen kardiovaskulären Risikowerten kam es in den Folgejahren im Viertel mit dem höchsten Polyphenolverzehr im Vergleich zu jenen mit dem geringsten zu 46 Prozent weniger Neuerkrankungen im Herz-Kreislauf-System.

Verzehrbare Polyphenole kommen in der Natur sehr variantenreich vor. Am besten bewertet werden Flavonoide und Lignane. Im Grünen Tee, im Schwarztee und im Oolong-Tee herrschen Flavonole vor, im Brokkoli und seinen Verwandten sind es Sulforaphane und Glucoraphane, Flavonoide aus Zitrusfrüchten reduzieren Entzündungsprozesse, Quercetin aus der Zwiebelschale verbessert die Gefäßelastizität und senkt Bluthochdruck, die medizinisch wirksamen Polyphenole in der Petersilie schützen vor dem Verklumpen von Blutbestandteilen, und das weltberühmte Polyphenol aus dem Rotwein, das Resveratrol, überzeugt mit Dreifachwirkung zugunsten des Herzens: Blutdrucksenkung, Cholesterinreduktion und Normalisierung des Blutzuckerspiegels. Die Präventionsstudie unter Mithilfe von Ärzten als Teilnehmer, „Physicians' Health Study", lenkte 2014 den Blick auf dunkle Schokolade mit dem natürlichen Flavanolgehalt der Cocoabohne. Regelmäßiger Genuss senkte mehrere Biomarker für Herz-Kreislauf-Gefahren.

Schon 2012 wurde das Ergebnis einer Studie an Menscen mit Diabetes bekannt, nachdem sie ein Jahr lang täglich 27 Gramm dunkle Schokolade gegessen hatten. Auf diese Weise führten sie sich jeden Tag 850 Milligramm Flavonole und 100 Milligramm Isoflavone zu. Unterm Strich stellten sich eine reduzierte Insulinresistenz, eine erhöhte Insulinsensitivität und ein niedriger Insulinspiegel ein.

Vier Wochen lang täglich Polyphenole im Saft der Apfelbeere senkten 2015 den Blutdruck und verbesserten die Blutfettwerte.

Alle diese Ergebnisse wurden von Wissenschaftsteams an führenden Universitäten erzielt, innerhalb von Studien, die der jeweilige Ethikrat überprüfte und genehmigte.

Carotinoide

Zu diesen Polyphenolmolekülen in gelber, oranger oder roter Farbe gehören auch die beiden Antioxidanzien Lutein – eine günstige Augensubstanz – und Lycopin. Gelber Mais, die Karotte und die Tomate sind beliebte Vertreter. Carotinoide lösen sich im Fett auf, dringen also in die Blutfettmoleküle ein und bewahren sie vor Beschädigung durch freie Sauerstoffradikale. Auf lange Sicht begünstigt das die Herzgesundheit. Erst vor wenigen Jahren wurde aus Tomatenkernen eine Substanz extrahiert, die nach Verzehr eine Plättchenbildung im Blut hemmt.

Faserstoffe

Schon vor Jahrzehnten wurde die große Bedeutung der so genannten Ballaststoffe für das kardio-vaskuläre System erkannt. Es sind Fasern im Vollkorn, in allen Früchten und Gemüsen. Cellulose, Lignin, Inulin und Pektin sind die bekanntesten. Sie sind unverdaulich, egal ob sie in Wasser löslich oder generell unlöslich sind. Dabei sind ihre Substanzen sehr funktionell. Sie erhöhen das Nahrungsvolumen ohne Steigerung des Energiegehalts. Roggen hat den höchsten Anteil, Gurke und Melone haben den geringsten. Die löslichen Vertreter unterstützen in der Leber den Umbau von Cholesterinen in Gallensaft und reduzieren so die Cholesterinspiegel. Das Beta-Glucan im Haferkorn beispielsweise hat in zahlreichen wissenschaftlichen Studien seine günstigen Effekte auf die Herzgesundheit bewiesen.

Eine der eindrucksvollsten kam im Januar 2018 aus dem australischen Westmead Institute: Über einen Zeitraum von zehn Jahren hatten Personen mit dem höchsten Anteil an Ballaststoffen die größte Wahrscheinlichkeit, lange und gesund zu leben. Konkret hatten sie weniger Probleme mit Bluthochdruck, Demenz, Depression und körperlicher Behinderung **(Quelle: „The Atlantic“).**

Pflanzensterole

Sterole und Stanole in Nüssen und pflanzlichen Ölen sind Substanzen in fettreichen Pflanzenteilen, die den Cholesterinen ähneln. Besonders zahlreich sind sie in Sonnenblumensamen, Kürbiskernen, Weizenkeimen, Sesam und Sojabohnen.

Sie stimulieren im Dünndarm und in der Leber Prozesse zur Normalisierung von entgleisten Cholesterinwerten. Nahrungskontrollbehörden in Europa und in den U.S.A. erlauben die Aussage, dass diese Phytosterole gemeinsam mit einer ausbalancierten Ernährung die Blutfettwerte verbessern und Herzrisiken senken.

Mineralstoffe

Eine kleine Gruppe von Mineralstoffen ist speziell förderlich für den Zustand des Herz-Kreislauf-Systems. Die wissenschaftliche Literatur betont die große Bedeutung von Kalium, Salz, Calcium und Magnesium.

Häufig besteht jedoch ein Mangel an diesen alltäglichen Vitalstoffen. Kalium kann erhöhten Blutdruck senken. Calcium schützt gemeinsam mit Vitamin D die Knochensubstanz. Magnesium verstärkt den Elektronenfluss weiterer Mineralstoffe im Herzmuskel und anderen Geweben.

Häufig besteht jedoch ein Mangel an diesen alltäglichen Vitalstoffen.

Hier eine Gedächtnisstütze:

Kalium ist in der Avocado, im Spinat, in der Kartoffel, in der getrockneten Aprikose, im Wildlachs, in weißen Bohnen und Bananen enthalten.

Quellen für Calcium sind: dunkle Gemüse, vor allem Wasserkresse, Magermilch, Joghurt, Mozzarella, chinesischer Kohl, Sojatofu, Brokkoli, Dosensardinen mit Gräten und Mandeln.

Magnesium befindet sich in Spinat, Kürbiskernen, Bohnen, Linsen, braunem Reis und Vollkorngetreide, Makrelen, Mandeln, Nüssen, dunkler Schokolade, Avocado und Bananen.

Herzfreundliche Eiweiße

Neben Kohlenhydraten und Fetten bilden Eiweiße die dritte Gruppe der Hauptnährstoffe, Makronährstoffe genannt. Die wissenschaftlich Proteine genannten Eiweiße bilden die Hauptstruktur der Haut und der Knochen, sowie der einzelnen Organe. Aus Eiweiß werden Enzyme gebildet, die im Körper zu unendlich vielen Prozessen chemische Wirkungen beitragen.

Studien belegen, dass eine ausreichende Versorgung mit Eiweißen aus Milchprodukten, aus Meerestieren und aus Pflanzen dem Körper wichtige bioaktive Substanzen beispielsweise für die Innenschichten der Gefäße bereitstellt. Das macht die richtig gewählten Eiweiße zu wahren Herzhelfern.

Außerdem wirken sich hochwertige Eiweiße in Grenzen günstig auf erhöhten Blutdruck aus.

Der menschliche Organismus benötigt täglich 0,8 Gramm Eiweiße je Kilo Körpergewicht. Für die durchschnittliche Frau in der Lebensmitte addieren sie bis zu 50 Gramm pro Tag.

Polyphenole als Fettverhinderer

Über günstige Effekte der Polyphenole im Grünen Tee, in der Weintraube, in der Petersilie und zahllosen weiteren Pflanzen wurden bereits umfangreiche Abhandlungen verfasst. Kaum jemand weiß, dass diese Pflanzenstoffe auch unter Wasser gedeihen und womöglich bei dieser Abstammung nach Verzehr in unserem Körper noch wirksamer sind.

Gründlich erforscht wurde das in Bezug auf Bauchfett, viszerales Fett genannt, das immens schwer wieder abgebaut werden kann.

Brauner Seetang enthält marine Polyphenole, die 2008 in einer Studie an extrem übergewichtigen Ratten die weitere Kalorienaufnahme erheblich einschränkten. Ähnliche Versuche wurden 2010 mit korpulenten Frauen wiederholt und zeigten ebenfalls erstaunliche Ergebnisse. Sowohl Fettgewebe am Bauch, im Rücken und rund um die inneren Organe konnten reduziert werden.

Der Mechanismus ist kein Geheimnis: Seetangpolyphenole blocken im Verdauungsbereich zwei Enzyme, Lipase und Amylase, die zum Aufspalten von Nahrung verwendet werden. Nach dieser Hemmung verbleibt ein Teil unverdaut und wird wieder ausgeschieden. Besonders wirksam sind diese Prozesse bei Frauen ab 45 Jahren.

Bluthochdruck – ein besonderes Frauenrisiko

Wie viele kritische Faktoren, die durch Ernährung und unser Fitnessverhalten mitgeprägt werden, steigt die Häufigkeit von Bluthochdruck mit dem Alter. Während unter 40 nur sieben Prozent der Menschen einen zu hohen Blutdruck haben, sind es über 60 schon mehr als zwei Drittel. Frauen sind in ihrer Jugend seltener betroffen als gleichaltrige Männer, doch im letzten Lebensdrittel stürmen die Frauen voran. Warum sie durchschnittlich um acht Prozent höhere Werte aufweisen, ist nicht ausreichend beantwortet.

Bluthochdruck kann verschiedene Ursachen haben, aber die Effekte sind immer sehr gefährlich. Zwei Organe sind in erster Linie gefährdet: Herz und Gehirn.

Zusammenhänge von Bluthochdruck mit einer ganzen Gruppe von Herzproblemen sind weitgehend bekannt. Das Herz verliert an Elastizität und seine Pumpkraft wird schwächer. Zur Kompensation vergrößern sich die Herzkammern, um mehr Blut aufzunehmen. Aber in der Folge kann der Herzmuskel verdicken und in Bezug auf seine Leistung schwächeln. Bei verringertem Blutfluss können die Nieren weniger Wasser und weniger Salz aus dem Blut filtern. Wasser sammelt sich in Armen, Beinen, Knöcheln, Füßen und in der Lunge. Die daraus resultierenden Durchblutungsstörungen bedeuten weitere Belastungen für das bereits strapazierte Herz.

Alles, was das Herz schädigt, stellt auch für die Gehirngewebe eine Bedrohung dar. Ein zu hoher Blutdruck, auch wenn er unbemerkt bleibt, strapaziert und schwächt schließlich die Blutgefäße. Das kann bis zum Zerreißen führen. Häufig tragen die sensiblen inneren Schichten der Adern die ersten Schäden davon – Mediziner vermuten, dass sich Strukturen abschälen.

Aber lange vor solch dramatischen Folgen setzt bereits eine Abnahme der mentalen Fähigkeiten wegen eines Bluthochdrucks ein. Studien belegen Veränderungen in Bezug auf Aufmerksamkeit, Lernfähigkeit, Merkfähigkeit und Entscheidungsfähigkeit.

Die Zusammenhänge mit höheren Blutdruckwerten sind so deutlich, dass immer mehr Wissenschaftler eine Abnahme der Gehirnfunktionen weniger mit dem zunehmendem Alter als mit steigendem Blutdruck erklären.

Vor diesem Hintergrund wurde im Oktober 2017 eine aktuelle Studie wie ein Paukenschlag aufgenommen. Die Überschrift brachte es auf den Punkt: „Bluthochdruck in der frühen Lebensmitte verbunden mit späterem Demenzrisiko". Tatsächlich scheint es besonders für Frauen extrem gefährlich zu sein, wenn sie hohen Blutdruck bereits in ihren 30er- und 40er-Jahren entwickeln. Denn bei Männern wurde ein Zusammenhang mit frühem Bluthochdruck nicht nachgewiesen.

Möglich ist, dass bereits geringfügige Schäden an Gefäßen und Störungen des Blutflusses im sehr sensiblen Frauenhirn Spuren hinterlassen.

Wissenschaftler der Kaiser Permanente Division of Research in Oakland, Kalifornien, werteten Daten, die von 1964 bis 2015 gesammelt wurden, von 3.095 Frauen und 2.551 Männern aus. Klassische Demenzrisikofaktoren wie Rauchen, Diabetes und Fettsucht wurden herausgerechnet. 14 Prozent der Frauen und 31 Prozent der Männer hatten im Alter von 33 bis 44 Jahren zu hohe Werte für Blutdruck.

Am Ende zeigte sich je nach Blutdruck drei und mehr Jahrzehnte davor ein signifikanter Unterschied in der statistischen Wahrscheinlichkeit, nach dem 60. Lebensjahr an Demenz zu erkranken: Sie betrug 18 Prozent für Frauen ohne frühen Bluthochdruck und 21 Prozent für Frauen, die bereits vor ihrer Lebensmittel ihren Organismus mit Bluthochdruck belasteten. Für Männer wurden keine Auffälligkeiten herausgerechnet **(Quelle: Gilsanz P et al „Female sex, early-onset hypertension, and risk of dementia" Neurology 2017).**

Pflanzenstoffe gegen Bluthochdruck

Der weit verbreitete Risikofaktor Bluthochdruck für das Herz und das Gehirn kann auf Grund moderner Studien seit etwa einem Jahrzehnt auch durch pflanzliche Vitalstoffe entschärft werden. In der westlichen Welt lebt jeder dritte Erwachsene mit Besorgnis erregenden Blutdruckwerten von etwa 140 in der Anspannungsphase des Herzens, systolisch, und 85 in der Erschlaffungsphase des Herzens, diastolisch, oder höher. Ein weiteres Drittel gilt als prähypertensiv gefährdet und müsste dringend einer möglichen Verschlechterung vorbeugen.

Jüngste Studien belegen, wie leicht das inzwischen möglich ist: Polyphenole aus der Schale und den Kernen der Weintraube reduzieren bereits innerhalb einer Woche die beiden Blutdruckwerte um zehn, beziehungsweise um fünf Punkte. Etwa 20 populäre Lebensmittel enthalten reichlich Wirkstoffe mit ähnlichen Effekten. Auf Altersveränderungen konzentrierte Mediziner empfehlen zusätzlich mehr als ein Dutzend Vitamine, Enzyme, Spurenelemente und Mineralstoffe mit blutdrucksenkenden Potenzialen.

Diese Substanzen berücksichtigen im intelligenten Einsatz als Nahrungsergänzung die Chronobiologie des Blutdrucks und werden besser am Abend zugeführt.

Zu Bluthochdruck tragen sehr viele krankhafte Zustände in einem betroffenen Körper bei. Fast immer werden Medikamente gegen Blutdruck verschrieben, ohne dass individuell zumindest die vermutlich maßgeblichste Ursache unter den fünf wichtigsten Faktoren ermittelt wurde.

Bei den meisten Menschen folgt der Blutdruck einem bestimmten Rhythmus. Morgens steigt er rasch an, abends zeigt er einen weiteren kleinen Gipfel, und nachts fällt er deutlich ab.

Deshalb muss der Augenblick, in dem in die Ausbildung des Blutdrucks eingegriffen werden soll, mit Bedacht gewählt werden. Professor Dr. Björn Lemmer vom Institut für Pharmakologie und Toxikologie der Universität Heidelberg – er hat viele wissenschaftliche Arbeiten zur Chronobiologie veröffentlicht – warnt: „Nehmen Patienten starke Medikamente zur Blutdrucksenkung abends, kann es zu einem verstärkten nächtlichen Druckabfall kommen, der gefährlich sein kann."

Pflanzliche Polyphenole, die am Abend eingenommen werden, wirken hingegen mit Verspätung vor allem parallel zum morgendlichen Blutdruckanstieg. Er wird abgeschwächt und verliert etwas von seiner gefährlichen

Belastung.

Forscher entdecken in Bezug auf kardiovaskuläre Probleme mehr und mehr verblüffende Unterschiede zwischen den Geschlechtern.

Es gibt keinen Zweifel – das Frauenherz ist anders

Frauen mit Brustschmerzen und ähnlichen Herzsymptomen haben häufig unauffällige, saubere Herzkranzgefäße.

Frauen mit Blockaden in den Herzgefäßen sind älter als vergleichbare männliche Patienten und haben stärkere Beschwerden.

Frauen können auch nur vorübergehend Herzfehler entwickeln, als Reaktion auf starken seelischen Stress.

Bypassoperationen am Frauenherz sind weniger erfolgreich. Häufig leiden Patientinnen an problematischen Begleiterscheinungen wie sehr hohem Blutdruck, hohen Blutfetten oder Diabetes. Chirurgische Eingriffe werden riskanter. Bei Männern werden die am besten geeigneten Brustarterien verpflanzt. In der Frauenchirurgie müssen die größeren Beingefäße eingesetzt werden, obwohl sie geringere Langzeitüberlebenschancen bieten.

Frauen entwickeln häufiger als Männer eine Schwäche des Herzmuskels.

Blutanalysen, die Herzrisiken beim Mann aufdecken, funktionieren nicht immer bei der Diagnose des Frauenherzens. So weist das weibliche Blutplasma im Januar regelmäßig die höchsten Cholesterinwerte auf.

Die meisten Differenzen können nicht erklärt werden. Eine Schlussfolgerung berücksichtigt, dass Frauen und ihre Blutgefäße kleiner sind.

Man könnte diese Differenzen banalisieren, sollte das aber nicht tun. Möglicherweise wurden wegen solcher Unterschiede beim Verdacht auf eine Herzerkrankung in der Vergangenheit weitere Untersuchungen unterlassen oder Herzschmerzen von Patientinnen nicht genügend beachtet. Das zu verbessern, ist ein mühsamer Prozess. Zwar standen Ende 2017 Frauen an der Spitze von fünf der führenden Kardiologiegesellschaften - American College of Cardiology, British Cardiac Society, Canadian Cardiovascular Society, Pakistan Cardiac Society und European Society of Cardiology -, aber in vielen westlichen Nationen sind nur zehn bis 20 Prozent der Herzmediziner weiblich.

Für das westliche Herz ein asiatisches Enzym

Da Herzerkrankungen in allen asiatischen Nationen seltener auftreten, sind auch traditionelle Gerichte aus Fernost Gegenstand zahlreicher Studien. Viele konzentrieren sich auf die schier unendlichen Gesundheitsgeheimnisse der Sojabohne.

Vor einigen Jahren haben westliche Forscher in einem aus Soja fermentierten Käse mit Jahrtausende alter Tradition ein Enzym entdeckt, das eine seit langem fieberhaft gesuchte Wirkung besitzt: Es ist in der Lage, Blutklumpen aufzulösen und überhaupt zu verhindern, dass es zu Verklumpungen in den Blutgefäßen kommt. Damit werden bestimmte Herzerkrankungen, die mit Fast Food und zu hohen Cholesterinwerten in Verbindung stehen, ihrer größten Bedrohung beraubt.

Der Käse aus pflanzlichem Sojaeiweiß heißt nach dem Bazillus, der ihn erzeugt, Natto und gilt in einigen asiatischen Volksmedizinen als Heilmittel gegen Herz- und Gefäßerkrankungen. Winzige Fäserchen in Natto bringen mit natürlichen Aktionsstoffen die netzartigen Proteine für Blutstillung zum Zerfallen – der Effekt der Auflösung von Blutgerinnseln. Das spezielle Nattoenzym ist aus 285 Aminosäurebestandteilen zusammengesetzt und wird unter der Bezeichnung Nattokinase geführt.

Während die wenigen Eingeweihten in der westlichen Welt Natto vor allem mit Japan verbinden, gibt es in Wahrheit eine umfangreiche Nattofamilie mit Variationen der fermentierten Bohne, verkörpert vor allem in Nepal in Form von Kinema und in Indonesien unter der Bezeichnung Tempeh. Nicht wenige Asiaten sind Natto-süchtig und verzehren dieses Lebensmittel auf dem Nattotoast, in Nattonudeln, bevorzugt auf Soba oder Udon, mit Ei in Nattopasta Carbonara, als gebratener Reis mit Natto. Oder sie genießen Natto mit Kimchi, einem weiteren Fermentprodukt.

In der weiteren Forschung kristallisierten sich einzigartige Vorzüge des Nattoenzyms Nattokinase heraus: Es kann bequem oral eingenommen werden, es hat zuverlässige Wirksamkeit, es bekämpft Blutverklumpungen mit mehreren Mechanismen, es hat verlängerte Effekte und wirkt auch vorbeugend.

Stillen schützt Gefäße, Herz und Gehirn

Zunehmend bringt wissenschaftliche Erforschung des weiblichen Herz-Kreislauf-Systems Überraschungen ans Licht, und Erklärungen können nur vermutet werden. Unter Aufsicht der University of Oxford, England, wertete der Soziologe Dr. Wen Zhengming die Gesundheitsdaten von 289.573 chinesischen Frauen, 99 Prozent davon Mütter, aus der China Kadoorie Biobank aus und kam zu dem verblüffenden Schluss: Stillen reduziert Risiken einer Herzattacke oder eines Schlaganfalls um bis zu 18 Prozent, wobei zwölf Monate und mehr pro Baby den besten Schutz zu bieten vermögen.

Innerhalb von acht Jahren nach der jeweiligen Entbindung ereigneten sich in dieser Personengruppe 49.377 schwere Kreislauferkrankungen, darunter 23.983 Gehirnschläge. Verglichen mit Frauen, die niemals gestillt hatten, zeigte sich eine Reduzierung der statistischen Wahrscheinlichkeit einer koronaren Herzerkrankungen oder einer gefäßbedingten Gehirnerkrankung um vier Prozent je sechs Monate Stillen.

Den positiven Effekt für die Mütter erklärten die Wissenschaftler in der

Juni 2017-Ausgabe des „Journal of the American Heart Association" so: „Eine Schwangerschaft verändert den Stoffwechsel der Frau enorm, indem sie Fett speichert zur Versorgung des Neugeborenen. Das ist ein Krankheitsrisiko. Stillen entfernt das Speicherfett rascher und gründlicher und stellt den Metabolismus schneller wieder auf normale Verhältnisse um."

Wie der Körper die Menopause erlebt

Mindestens ein Hormon der Östrogengruppe unterstützt die sehr günstigen Wirkungen des Mineralstoffs Kalium für den Kreislauf und das Herz. Das wiederum hält die Blutgefäße im weiblichen Körper geschmeidig. Unweigerlich kommt jedoch die Phase, in der die Eierstöcke weniger Östrogene und Gestagen herstellen. Sobald es jedoch zu einem derartigen Abfall der Sexualhormone kommt, folgen abwechselnd Verengungen oder Erweiterungen der kleinen und kleinsten Adern.

Diese Aktivitäten werden vom Nervensystem selbsttätig gesteuert und vor allem als Wärmewellen wahrgenommen.

Darüber hinaus umfasst die klassische Definition der Wechseljahre neben Hitzewallungen auch Schwindel und Schweißausbrüche.

Derartige vasomotorische und urogenitale Veränderungen können derart starke Symptome auslösen, dass sie einer Therapie bedürfen.

Das Körperskelett erlebt ebenfalls einen grundlegenden Wandel. Hautschichten werden als Folge von Mangel an Nährstoffen und Feuchtigkeit dünner und weniger elastisch. Die Ärztin oder der Arzt wird in der Sprechstunde vermutlich auch Fragen zu Gedächtnisproblemen, Reizbarkeit und Stimmungswandel stellen. Erschwerte Formen der Wechseljahrbeschwerden sind Depression, Zukunftsangst. Selbst Müdigkeit und Antriebsschwäche können auch seelische Ursachen haben.

Nicht nur die Geschlechtshormone nehmen ab. Auch viele der insgesamt etwa 150 anderen nennenswerten Steuerungssubstanzen, Vorstufen zur Hormonproduktion und Neurotransmitter für das Nervensystem verlieren an Wirkung, zum Beispiel das stimmungsbestimmende Serotonin.

Ein zusätzlicher Faktor ist das jetzt gestörte Gleichgewicht der Hormone untereinander. Bei Stress erhöhen Cortisol und Adrenalin den Blutdruck und steigern die Herzleistung. Östrogene gleichen diese Notfallreaktionen aus, aber nur solange der Organismus über sie verfügt.

Ein entfesseltes Stresshormon Cortisol ohne die Balance durch Geschlechtsbotenstoffe signalisiert dem Gehirn beispielsweise, mehr zu essen, vergrößert Fettzellen im Bauchbereich und vermehrt sie auch.

Das geschieht auch noch später, während ab der Lebensmitte der Bedarf an Kalorien in der Regel sinkt und sich gleichzeitig die Umwandlung der Nahrung in akut verfügbare Energie verlangsamt. Da der Körper nichts verschwendet, droht durch diese Umstände die Speicherung des Überschusses mit Gewichtszunahme.

Vor allem ein Hormon fällt im Hormonchaos der sinkenden Hormonwerte durch einen Anstieg aus: das follikelstimulierende Hormon FSH, das die Reifung der Eizellen steuert. Sobald die Eierstöcke träger werden oder ermüden, beginnt der Körper mit einer Gegensteuerung. Er schüttet verstärkt jenes Hormon aus. Follikel sind die Einheit aus Eizelle und ihrer Hülle. Von den so angeregten Follikeln wird kurzfristig die Bildung von Östrogenen noch einmal stark angeregt. Allmählich sinkt jedoch die Zahl der verbleibenden Follikel und mit ihnen das Östrogen. Zurück bleibt ein sehr hoher Spiegel des Hormons FSH. In dem angesehenen Journal „The New England Journal of Medicine" wurde im August 2017 die Vermutung geäußert, dass dieser Überschuss eines offensichtlich arbeitslosen Hormons für die typische Umverteilung der Fettanlagen im Körper der Frau nach der Menopause verantwortlich ist: Eine Figur in Birnenform nähert sich den Umrissen eines Apfels.

Eine Gewichtszunahme rund um die Lebensmitte kann sowohl von Veränderungen des Lebensstils in Folge der hormonellen Umstellungen, als auch durch Botenstoffe selbst mitgesteuert werden. Beispielsweise wird jetzt eine Zunahme an familiären oder seelischen Belastungen die Produktion von Anti-Stress-Hormonen wie Cortisol erhöhen. Dieser Botenstoff ist eine treibende Kraft im Fettstoffwechsel. Etwa jede dritte Frau in dieser Lebensphase ist deutlich übergewichtig.

Überschüssige Pfunde sammeln sich eher als viszerales Fett im Bauchraum und weniger außen an den Hüften und Schenkeln. Eine Abnahme der hormonellen Wirkungen reduziert häufig auch die Muskelmasse.

Damit verliert der Körper fleißige Zellen, die kräftig Energie verbrauchen – was Fettzellen nur in geringem Umfang nötig haben. Gegenwirkungen gelingen vor allem durch mehr Bewegung, Verzicht auf etwa 200 Kalorien pro Tag im Vergleich zu früher und durch einen Trend zu mehr Vollkornprodukten, Gemüse und magerem Fleisch oder Fisch.

Den Erkenntnissen in Bezug auf das follikelstimulierende Hormon FSH liegen Mausstudien zu Grunde. Ob die dabei ermittelten Wirkungen auch auf Menschen zutreffen, ist noch unerforscht, jedoch wahrscheinlich.

Seit Langem war bekannt, dass gleichzeitig mit hohen FSH-Spiegeln und dem Ende der Tätigkeit der Eierstöcke bei Frauen ein massiver Verlust an Knochendichte eintritt. Sogar noch hohe Östrogenwerte, durch die Knochen jahrzehntelang geschützt werden können, verhindern das nicht. Bei Mäusen lagerte sich unter dem Einfluss von FSH-Hormon in den für Knochenmark vorgesehenen Räumen nach und nach so genanntes weißes Fett ein. Dieses Gewebe ist träge und hat starke Speicherfähigkeiten. Allmählich nahm die Dichte der tatsächlichen Knochenmasse ab.

Als in der Studie die Produktion des FSH-Hormons durch

Antikörperchen beschränkt wurde, wandelte sich weißes Fett in so genanntes braunes Fett um, das im Stande ist, Energie zu verbrennen. Gleichzeitig verringerte sich bei den Tieren das Bauchfett, während ihre körperliche Aktivität angeregt wurde.

Ein Experte für Übergewicht an der School of Medicine an der University of Colorado, Denver, U.S.A., Dr. Daniel Bessesen, kommentierte: „Hochinteressante Idee ... durch eine einzige Intervention die Verbrennung von Kalorien zu steigern und die Knochengesundheit zu stabilisieren."

Übrigens: Für übergewichtige Frauen nach der Menopause brachte die so genannte Paleodiät laut einer Veröffentlichung in „Science Daily" im Januar 2018 den deutlichsten Verlust an überschüssigen Kilos. Diese Höhlenmenschenkost ist gekennzeichnet durch einen hohen Anteil an Eiweiß aus Pflanzen, Fleisch und Fisch, auch an reichlich ungesättigten Fetten wie gesunden Ölen, sowie durch auffallend wenig Zucker.

Wechseljahre treffen alle Organe

Die Herausforderung an die Frauenmedizin war groß. Die Wechseljahre sind eine dramatisch hormonbewegte Phase im Leben einer Frau, die zweite nach der Pubertät. Soll ein Hormonabfall ausgeglichen werden?

15 Jahre lang, von 2002 bis 2017, drückten sich weltweit viele Fachärztinnen und Fachärzte des Bereichs Endokrinologie um eine klare Aussage. Ihre Patientinnen berichteten von Hitzewallungen, Schweißausbrüchen und Schlafstörungen und litten noch gravierender unter Depressionen, wiederkehrenden Harnwegsinfekten, Muskelschmerzen und Gelenkschmerzen. Ärzte verordneten Antidepressiva oder Schlafmittel oder alternative Substanzen, an deren Wirksamkeit sie vielleicht zweifelten. Die Behandlung blieb auf der Symptomebene, statt den Hormonmangel anzugehen.

Auch Frauen in Deutschland hofften jahrelang vergeblich auf ein erlösendes Wort. Am 2. Deutschen Hormontag, 16. September 2017 im Universitätsklinikum Regensburg, war es so weit. Experten räumten ein, dass eine individuell begründete Hormontherapie hilfreich sein kann und das Brustkrebsrisiko nicht generell erhöht.

Das Gremium verkündete eine „Trendwende in der Behandlung von Wechseljahrbeschwerden. Neubewertung älterer Studien spricht jetzt für Hormontherapie“. Die zentrale Botschaft lautete: Frauen mit Wechseljahrbeschwerden sollten viel häufiger eine effektive, maßgeschneiderte Hormontherapie erhalten.

Nach 15 Jahren sind Studienerkenntnisse, die 2002 erhöhte Raten an schweren und lebensgefährlichen Erkrankungen durch Hormonbehandlungen erwarten ließen, endlich neu interpretiert worden.

Damals wurde eine Langzeituntersuchung an rund 8.000 Frauen mit und ohne Hormontherapie vorzeitig abgebrochen. In der Hormongruppe ereigneten sich mehr Fälle von Brustkrebs, Thrombosen, Schlaganfall und Herzinfarkten.

Zitat vom 2. Deutschen Hormontag 2017: „Nicht bedacht wurde bei der Interpretation der Daten, dass das Durchschnittsalter der Frauen in dieser Studie mit 63 Jahren sehr viel höher lag als bei Frauen im üblichen menopausalen Alter, also um die 50. Zudem waren die Teilnehmerinnen im Durchschnitt fettleibig und hatten Stoffwechselerkrankungen wie Diabetes, Fettstoffwechselstörungen und erhöhten Blutdruck: Sie waren nicht gesund.“

Medien publizierten jedoch vor 15

Jahren vor allem die Besorgnis erregenden Zahlen und verbreiteten im Wesentlichen und verantwortungslos verkürzt eine einzige Botschaft: Eine Hormontherapie in den Wechseljahren ist gefährlich.

Die leitende Ärztin des Fachbereichs Endokrinologie/Diabetologie an der DKD HELIOS Klinik Wiesbaden, Dr. med. Cornelia Jaursch-Hancke, wagte am Deutschen Hormontag 2017 einen kritischen Rückblick: „Millionen von Frauen wurde eine sinnvolle und höchst effektive Behandlung von menopausalen Beschwerden vorenthalten."

Bereits im Jahr zuvor bestätigten der Berufsverband der Frauenärzte, die Deutsche Gesellschaft für Gynäkologie und Geburtshilfe sowie die Deutsche Menopause Gesellschaft in einem gemeinsamen Statement die bedauerliche Fehlinterpretation der WHI-Studi. Sie zeigten sich erleichtert, Frauen mit klimakterischen Beschwerden wieder eine Hormontherapie empfehlen und verordnen zu können.

Ein sehr spätes Eingeständnis.

Die umfassenden Hormonveränderungen prägen jedes einzelne Organ im weiblichen Körper neu. Sie setzen früher ein, als vielen bewusst wird.

Schon zu Beginn der 40er Lebensjahre wird die Produktion des führenden Schwangerschaftshormons, des so genannten Gelbkörperhormons Progesteron, reduziert. Dieser Botenstoff hat immens wichtige Bedeutungen, unabhängig davon, ob neues Leben entsteht oder nicht. Beispielsweise steuert Progesteron im Gehirn die seelische Empfindlichkeit der Frau. Im Normalmaß beruhigen und regenerieren diese Moleküle, bei Mangel sind Gemütsschwankungen nicht überraschend. Zahlreiche Ärzte diskutieren inzwischen sogar positiv einen besonders frühzeitigen Ausgleich dieses Hormons, fast präventiv.

Die Reduzierung der Progesteronfreisetzung ist die erste Wechseljahresveränderung und wird kaum wahrgenommen, was aber den damit verbundenen Risiken von Gewebeveränderungen nichts von ihrer Bedeutung nimmt.

Umso schlagartiger folgen nach einer gewissen Verzögerung Östrogene, die Gruppe der mit Abstand wichtigsten Geschlechtshormone. Sie zeigen in verschiedenen Körpersystemen verschiedene Effekte, günstige und ungünstige. Alle können Bindungsstellen, so genannte Rezeptoren, besetzen und so ein anderes Hormon abblocken, sogar ein anderes Östrogen. Eine solche Hormonblokkade kann durchaus günstige Wirkungen haben, vor allem in Bezug auf hormongesteuerte Krebserkrankungen. Auf diese Weise können zum Beispiel durch ein Schwesterhormon spezielle, das Wachstum stimulierende Östrogene ferngehalten werden, was vermutlich die vor Krebs schützende Wirkung eines solchen Prozesses erklärt. Verschiedene pflanzliche Mikronährstoffe in bekannten Nahrungsmitteln wie Soja oder Leinsamen und in der Futterpflanze Rotklee beherrschen diesen Mechanismus ebenfalls, obwohl sie nur schwach hormonelle Eigenschaften einbringen können.

Unterm Strich schockieren medizinisch betrachtet die Effekte des menopausalen Absturzes der Östrogene. Der Frau steht nach den Wechseljahren nur noch ein Zehntel bis ein Fünftel der früheren täglichen Menge an Östrogenen von 25 bis 100 Mikrogramm zur Verfügung, nämlich jetzt fünf bis zehn Mikrogramm. Das ist eine Dosis, die sogar im männlichen Körper übertroffen werden kann, der bis zu 25 Mikrogramm dieser weiblichen Geschlechtshormone täglich herstellt.

Eine besondere Entwicklung belastet den Frauenkörper in Hinsicht auf sein männliches Hormon Testosteron. Während die höchste Versorgung damit um das 20. Lebensjahr erreicht wird, erlebt die Frau vor den ersten Anzeichen der Menopause bereits ihren Testosteronabsturz auf die Hälfte des optimalen Spiegels oder noch tiefer. Das ist beklagenswert, da Testosteron wie ein Lebenselixier für Körper und Geist im Wesentlichen die Wachsamkeit und die Konzentration beflügelt und den Abbau und Umbau der Knochenmasse reguliert.

Gerade der Testosteronmangel der Frau wird häufig übersehen, und seine Auswirkungen können fälschlicher Weise als Psychoproblem interpretiert werden.

Mehr oder weniger rasch verlieren durch diese Veränderungen bis zur Lebensmitte fast alle Funktionsorgane des Körpers ihre steuernden Botenstoffe.

Vorhandene Hormone schützen. Fehlende Hormone bedeuten für die Frau ungewohnte Risiken.

Östrogene wirken nachweislich unmittelbar in fast allen Systemen unseres Organismus. Sie beeinflussen eine große Zahl von Funktionen und die Befindlichkeit. Ihr Mangel über Jahrzehnte – so viel steht fest - führt neben den für das Klimakterium typischen Beschwerden auch zu Erkrankungsprozessen in den Geweben. Es drohen die Bindegewebsschwäche, gefährliche Gefäßveränderungen, ein Verlust der Knochenmasse, Gelenksentzündungen und sogar vorgezogene und verstärkte Formen von Altersdemenz.

Der Körper versucht, solche Abweichungen innerhalb seiner Systeme auszugleichen. Mit Blick auf den Gesamtorganismus entscheidet er sich in aller Regel für Kompromisse. Sie kommen jedoch mit schweren Belastungen. Gewichtsprobleme, zwischenmenschliche Störungen, Gefäßschmerzen, übermäßige Wasseransammlungen, Migräne, Gelenkschmerzen, Arthritis, Bluthochdruck, Müdigkeit, Veränderungen des Körperbaus, Libidoverlust, Schlafstörungen und ein überraschend erhöhter Cholesterinspiegel ohne wesentliche Nahrungsveränderungen stellen sich ein.

Sehr oft wird wegen der Anpassungen im seelischen Bereich zu schnell die Diagnose behandlungsbedürftige Depression gestellt. Psychopharmaka sind jedoch keine geeignete Reaktion auf einen Hormonmangel, vor allem nicht bei Testosteron und Progesteron.

Gravierende Medizinfehler

In der Praxis ihrer Gynäkologin oder ihres Gynäkologen kann die hilfesuchende Frau heute noch auf große Bedenken, starke Zurückhaltung und sogar Ungläubigkeit in Bezug auf ihren Wunsch nach einer Hormonersatztherapie treffen.

Für den Verzicht auf das Verschreiben dieser Substanzen gibt es häufig nur einen einzigen wichtigen Grund: Vermutlich ist das Wissen über die genauen Details einer heute zu empfehlenden modernen Anwendungsart im Gegensatz zu den stark risikobehafteten Therapien von vor 16 und mehr Jahren noch nicht umfassend genug.

Die bis zu Beginn des 21. Jahrhunderts sehr häufig verordnete chemische Hormonersatztherapie, die sehr freundlich als konventionelle bezeichnet wird, wurde zu Recht stark kritisiert.

Die längste Zeit nach ihrer Einführung in den 1960er-Jahren war es im Wesentlichen eine reine Östrogenersatztherapie. Dabei wurden an die 100 hormonähnliche Substanzen aus tierischer oder pflanzlicher Herkunft zusammengemischt. Das Endprodukt bezeichnete man als konjugierte Östrogene.

Viele ihrer Wirkungen auf den Menschen sind bis heute nicht zur Gänze erforscht, noch weniger deren Effekte untereinander. Das ist nach der Anwendung an drei Frauengenerationen ein enttäuschendes und alarmierendes Urteil.

Und die Frauenmedizin hat auch auf einem weiteren Feld der intensiven Hormonanwendungen dringenden Nachholbedarf. Er betrifft die ovarielle Stimulation bei Problemen der Fertilität, sowohl in Bezug auf eine erfolgreiche Eispende als auch auf eine In-Vitro-Befruchtung eigener Eier. Das erste Baby nach künstlicher Befruchtung wurde 1983 in Australien geboren, doch bis heute blickte kaum ein Wissenschaftler über die kurzfristigen Auswirkungen einer extrem starken hormonellen Stimulierung sowohl bei jungen Spenderinnen wie auch bei älteren Frauen mit Kinderwunsch hinaus. Erst im Juli 2017 fragte erstmals das „British Medical Journal", BMJ: „Gibt es Langzeitrisiken für Eispenderinnen?" Vorausgegangen war die mysteriöse Erkrankung einer Spenderin an Darmkrebs vier Jahre nach Erhöhung des Spiegels des Follikel-stimulierenden Hormons.

Ein weitere Warnung, bei jedem Einsatz von Hormonen mit Behutsamkeit vorzugehen. Das ist bei der frühen Form der Hormonersatztherapie sträflich unterblieben.

Die konventionelle Anwendung mit konjugierten Östrogenen war oral, durch Einnahme hoch dosierter Tabletten Nur bei ausgewählten Patientinnen wurde auch ein fehlendes Hormon der Gruppe Gestagene, das Progesteron, durch künstlich hergestellte ähnliche Substanzen ersetzt.

Ende des 20. Jahrhunderts entschieden sich ahnungslos bereits Millionen Frauen auf Empfehlung ihrer Gynäkologinnen oder Gynäkologen in den Wechseljahren für diesen damals präferierten Weg.

Er war falsch.

Zu spät haben Studien gravierende Anwendungsfehler aufgedeckt.

Bei einem Hormonersatz soll, was die Definition besagt, nur zurückgegeben werden, was dem Organismus fehlt. Angestrebt werden sollte die niedrigste wirksame Konzentration im Blut und in den Geweben. Das lässt sich jedoch mit den damals verordneten Tabletten nicht managen. Sie wurden mit höchster Dosis konzipiert, um nach der chemischen Verarbeitung in der Leber den Zielorganen noch eine wirksame Menge zuzuleiten. Der allergrößte Hormonanteil geht auf diese Weise ohne jede therapeutische Wirkung im Körper verloren. 40 Jahre lang wurden Östrogene in dieser verantwortungslosen Weise verabreicht. Das war der größte Fehler. Die Hormone in Höchstdosis überfluteten nach der Einnahme den Körper schlagartig mit einer unnatürlichen und auch vor der Menopause nie erlebten Intensität, ehe sich die Spiegel allmählich normalisierten.

Die Zufuhr von Östrogenen mittels Einnahme von Tabletten oral und im weiteren Verlauf durch den Magen-Darm-Trakt strapazierte schließlich besonders stark die Leber. Dieses zentrale Organ des gesamten Stoffwechsels von Glucose, Fetten und Eiweißen ist entscheidend verantwortlich für den Abbau und die Ausscheidung von Giftstoffen, Medikamenten und Abfallprodukten.

Eine schlagartig hohe Hormonanflutung aktivierte unerwünschte Leberprozesse. Sofort änderte sich der Fettstoffwechsel. Triglyzeride im Blut nahmen zu, was eine Arteriosklerose und eine Fettanhäufung begünstigt. Diese Belastung kann in Gefäßverschlüssen münden. Thrombose und Embolie drohen. Gallenoperationen häufen sich, und auch eine Zunahme an Schlaganfällen wurde registriert.

Ähnliche schädliche Effekte starten zwar im Körper einer jüngeren Frau die Hormone einer Antibabypille. Aber es gibt Unterschiede: Während sie in diesem Alter noch erträglich sind, muss in eine Allgemeinbewertung einer oralen Konzeptionsverhütung auch einfließen, dass die Inhaltsstoffe der meisten Antibabypillen weitere medizinische Wirkungen besitzen. Für viele Frauen sind sie von größter Bedeutung. Sie wären ohne die Pille vermutlich wegen besonders heftiger Blutungen auf Eiseninfusionen oder auf Bluttransfusionen angewiesen. Andere werden vor dem polyzystischen Ovarialsyndrom, PCOS, bewahrt, vor Neubildungen in der Gebärmutterschleimhaut, vor Akne und sogar vor einigen Krebsarten.

Die Frau rund um die Menopause musste jahrzehntelang durch die Hormonzufuhr in Form von Tabletten in der Vergangenheit ein dreifach erhöhtes Risiko durch Gerinnungsfaktoren in ihren Blutgefäßen in Kauf nehmen. Das war nicht zu verantworten.

Zusätzlich wurden in der konventionellen Hormonersatztherapie einzelnen Patientinnen künstlich hergestelltes synthetisches Progesteron oder andere Gestagene verordnet. Dieser nichtnatürliche Hormonersatz steuert und verlagert Wachstumsimpulse stärker in das Brustgewebe und in den Gebärmutterkörper und erhöht eine vorhandene Krebswahrscheinlichkeit.

Ein weiterer Negativfaktor: Häufig wurde in der Vergangenheit eine Hormonersatztherapie durch Östrogene zu spät verschrieben. Wenn sie zehn Jahre und mehr dem Eintritt der Menopause oder nach dem 60. Lebensjahr erfolgt, sind Gefäße wegen veränderter Gerinnungsfaktoren und gestörtem Fettstoffwechsel bereits vorgeschädigt. Östrogene treffen dann auf Plaqueablagerungen in den Adern und lösen sie auf. Durch Gerinnsel kann es zu Gefäßverschlüssen kommen.

Was als medikamentöse Hilfe konzipiert war, schuf ein enormes Risiko.

Nach Jahrzehnten der Anwendung seit der Mitte des 20. Jahrhunderts stellte das Schicksalsjahr 2002 die bis dahin angewendete Hormonersatztheorie dramatisch in Frage. Den Wechsel verursachte eine umfassende Auswertung von Daten der Women's Health-Studien in 2002. Sie belegte für eine Gruppe von Frauen mit speziellen Risiken überraschend und alarmierend einzelne konkrete Gefahren durch diese Form der millionenfach praktizierten Ersatztherapie. In der behandelten Gruppe kam es bei bestimmten Patientinnen vermehrt zu Brustkrebs und Herzinfarkt. Betroffene waren deutlich älter und kränker als der Durchschnitt.

Über Nacht startete damals in der Folge eine kontroverse Diskussion. Verurteilt wurde generell die Idee eines Ausgleichs der Hormonmängel, obwohl es grundsätzlich der richtige Ansatz war. Ungewichtet blieben die gehäuften dramatischen Fehlentscheidungen der Frauenmedizin: nicht geeignete konjugierte Östrogene in Pillenform, oral eingenommen, zu hoch dosiert, zu spät verordnet und auch falsch ausgewählten Patientinnen verschrieben, ohne schützende Begleitmaßnehmen durch Progesteron.

Verunsichert waren Gynäkologinnen, Gynäkologen und Patientinnen gleichermaßen.

Die an Universitäten gelehrte Medizin reduzierte in der Not das Ausmaß möglicher Gefahren durch Beschränkung der Therapie auf wenige sorgsam ausgewählte Frauen mit absolut niedrigen individuellen Krankheitsrisiken, mit gesundem Lebensstil, auf ein Alter über 60 und durch die Kürzung der Behandlungszeit.

Die Warnungen der Women's Health Initiative schufen das Dilemma, dass in der Folge Millionen weitgehend gesunder Frauen vergebens auf Hilfe warteten.

Als erste Reaktion wurden ausführlich überarbeitete Leitlinien für den Einsatz von Hormonen publiziert und regelmäßig von den jeweiligen Menopausegesellschaften aktualisiert. Dabei führten signifikante Unterschiede zunächst eher zu einem Anwachsen der Verunsicherung. Mit den folgenden Versionen wurden diese Unterschiede deutlich geringer.

Zehn Jahre Verunsicherung, dann erste Entwarnung

Von Beginn an konzentrierte sich gerade die junge Wissenschaftsform der Anti-Aging-Medizin auf eine Aufklärung in Bezug auf diese speziellen Behandlungsfehler der lange zurückliegenden Jahrzehnte. Erst etwa zehn Jahre nach dem Aufschrei trugen auch Kliniker mit ihren Erfahrungen zur Beruhigung bei, wie der Leiter der Klinik für Endokrinologie und Menopause an der Universität Tübingen Dr. Alfred Mueck im Oktober 2012 in der „Neuen Zürcher Zeitung": „Bei der Auswertung der Daten der Women's Health Initiative 2002 hat man alle Frauen in einen Topf geworfen. Heute wissen wir, dass die genannten Risiken nur für bestimmte Frauen gelten. Beginnt man früh, ist die Therapie wirksam und sicher."

Tatsächlich präzisierte eine von Dr. N. H. Hodis in „Climacteric", dem offiziellen Journal der Internationalen Menopausegesellschaft, 2012 veröffentlichte Studie, dass einige Risiken davon abhängen, wie alt die Patientin ist und wann sie die Therapie beginnt. Ist sie über 60 oder liegt die letzte Regel länger als zehn Jahre zurück, umso eher drohen ein Herzinfarkt, eine andere Herzerkrankung oder ein Schlaganfall. Endokrinologe Dr. Alfred Mueck erläuterte die Zusammenhänge so: „Durch den Östrogenmangel finden sich bei älteren Frauen bereits Arteriosklerose-Plaqueablagerungen innen an den Gefäßwänden. Beginnt man unter diesen Voraussetzungen mit dem Hormonersatz, bewirken die Östrogene, dass sich diese Ablagerungen lösen, im Blutstrom mitschwimmen und im Gehirn oder Herz Blutgefäße verstopfen. Startet man die Hormongabe direkt nach der Menopause, schützen die Östrogene und es bilden sich keine Arteriosklerose-Plaques."

Die führende Ärztegesellschaft für Fragen der altersabhängigen Veränderungen, The American Academy of Anti-Aging Medicine, meldete sich zu Wort und betonte ihre Auffassung: „Wir unterstützen die gerechtfertigte Anwendung von modernen und wissenschaftlichen Technologien als Reaktion auf chemische, hormonelle, physikalische und die Ernährung betreffende Bedürfnisse, die sich mit dem Alter einstellen. Dieser Ausgleich schließt auch die Wiederherstellung der optimal physiologischen Hormonsituation mit ein, wenn ein Mangel mit objektiven Methoden festgestellt worden ist ... Die Hormonersatztherapie verfügt über den bestens erarbeiteten

Nachweis von Sicherheit und Effektivität seit mehr als 20 Jahren im klinisch überwachten Einsatz. Das staatliche Gesundheitsarchiv PubMed enthält mehr als 20.000 wissenschaftliche Studien zur Hormonersatztherapie, von denen ein Großteil die lebensverbessernden und lebensverlängernden Vorteile für ältere Erwachsene bestätigt. Doch ein Sturm perfekt fehlgeleiteter Medien gemeinsam mit gesellschaftlichen Interessensgruppen mit der Absicht, die Anti-Aging-Medizin-Bewegung abschätzig zu behandeln und zu diskreditieren, hat den Zugang zu einer Hormonersatztherapie sehr schwer gemacht und das Leben hunderttausender Frauen weltweit schwer gefährdet."

The American Academy of Anti-Aging Medicine nimmt für ihre Vertreter in Anspruch, dass sie auf dem Boden ethischer Standards ausschließlich zum Wohl ihrer Patientinnen und Patienten handeln. Im Gegensatz dazu unterstellt sie Segmenten der elitären medizinischen Gesellschaft, auf Erhalt des Status quo bedacht zu sein, unterstützt von den großen Pharmafirmen, von Teilen der akademischen Institutionen und auch von Abteilungen der Politik. Ihre Argumente sind schlüssig: Gegen neue Strömungen in der Medizin gerichtete Maßnahmen sind vielseitig und einfallsreich. Vorrangig sind es Bemühungen, die Berichterstattung über neue Erkenntnisse einzuschränken und Anwendungen zu diffamieren, die den Interessen des medizinischen Establishments zuwiderlaufen. Zur Tarnung werden unauffällige Unterorganisationen benutzt und mit Geldmitteln ausgestattet. Deren Aktivisten optimieren beispielsweise die Platzierung ihrer eigenen Informationen durch Suchmaschinen, blockieren andere Meinungen und beeinflussen auch Inhalte auf Wikipedia.

Schließlich setzte sich auf der Basis zahlreicher weiterer Studien in den Kreisen der auf Prävention von Erkrankungen und vorzeitigen Altersveränderungen ausgerichteten Ärztegesellschaften die Auffassung durch, dass jahrelang ohne Notwendigkeit vielen Frauen von einer Hormontherapie abgeraten worden war.

Weltweiter Konsens: Hormone rehabilitiert

Im November 2012 lud die International Menopause Society Vertreterinnen und Vertreter der führenden regionalen Menopausegesellschaften zu einer Diskussion am Runden Tisch ein, um einen Konsens zu Kernempfehlungen bezüglich einer Menopausalen Hormontherapie zu erreichen. In der Aprilausgabe 2013 veröffentlichte „Climacteric" ein globales Konsensus-Statement zur Menopausalen Hormontherapie.

Die wichtigsten Punkte:

- Die Menopausale Hormontherapie ist in jeder Altersgruppe die wirksamste Behandlung von Gefäßnervensymptomen, die mit der Menopause assoziiert sind. Insbesondere für symptomatische Frauen unter 60 Jahren oder in den ersten zehn Jahren nach der Menopause überwiegen die Vorteile offenbar die Risiken.
- Für Frauen mit erhöhtem Osteoporoserisiko ist die Menopausale Hormontherapie zur Prävention osteoporosebedingter Frakturen in den ersten zehn Jahren nach der Menopause oder bis zum 60. Lebensjahr effektiv und geeignet.
- Die Wahl einer Menopausalen Hormontherapie ist eine individuell zu treffende Entscheidung unter Berücksichtigung von Lebensqualität und Gesundheitsaspekten sowie persönlichen Risikofaktoren wie Alter, Zeitspanne seit der Menopause und Risiko bezüglich Thromboembolie, Insult, ischämische Herzerkrankung und Mammakarzinom.
- Dosis und Dauer der Menopausalen Hormontherapie sollten individualisiert sein und im Einklang stehen mit den Behandlungszielen und Sicherheitsaspekten.

Generell wird der Start mit der geringsten wirkungsfähigen Dosierung empfohlen, verbunden mit einer Drei-Monats-Beobachtung der Symptome. Wenn die Ergebnisse positiv sind, sollte jährlich bewertet werden, ob die Hormongabe weiter sinnvoll ist. Meist wird die Therapie fünf Jahre und in Einzelfällen länger angewendet.

Vaginales Östrogen erhielt in einer der ersten umfassenden Studien der University of California in Los Angeles im Oktober 2017 grünes Licht. Teilnehmerinnen waren 45.663 postmenopausale Frauen im Alter zwischen 50 und 79 Jahren. Über einen Zeitraum von mehr als sieben Jahren war im Vergleich zu einer Kontrollgruppe ohne jede Östrogenzufuhr kein einziges der untersuchten Risiken erhöht – im Gegenteil. Geringere Erkrankungsfälle gab es in Bezug auf Brustkrebs,

Darmkrebs, Herzfehler, Schlaganfall, Thrombose oder Embolie und Bruch des Hüftgelenks.

Voraussetzung für eine örtliche Anwendung per Pessar, Tablette oder Creme ist ein mit der mikroskopischen Beurteilung von Abstrichzellen festgestellter lokaler Hormonmangel. Häufig löst eine hormonelle Verhütung diesen Hormonmangel mit Rissen und Trokkenheit aus.

In der Praxis raten Gynäkologen manchen Frauen von einer Hormontherapie ab: wenn sie wegen Brustkrebs oder Gebärmutterkörperkrebs behandelt worden sind, wenn sie kürzlich einen Herzinfarkt oder Schlaganfall hatten oder wenn ihre Leber angegriffen ist.

Bis heute Verwirrung und Angst

In einem Kommentar der Chefredaktion von „Menopause", dem Journal der „The North American Menopause Society", wurde im Juli 2015 erneut eine enttäuschende Bilanz gezogen: „Paradox dokumentieren Wissenschaftler eine beträchtliche Belastung durch unbehandelte Menopausesymptome in einer Zeit, in der unsere Kenntnis des Risiko-Nutzen-Profils der Hormontherapie noch nie so klar war. Die allermeisten Frauen würden das Risiko-Benefits-Profil als akzeptabel einstufen ... Nach durchschnittlich dreizehnjähriger Beobachtung wissen wir: Das Risiko durch eine Östrogen-Behandlung oder durch eine Östrogen-Progesteron-Behandlung ist für Frauen, wenn sie zwischen 50 und 59 Jahren alt sind, etwas niedriger als ohne jede Hormonbehandlung. Die Sterblichkeit ist in beiden Gruppen – behandelt oder nicht behandelt – gleich. Was konkret Brustkrebs betrifft: Durch eine Östrogen-Progesteron-Behandlung von 1.000 Frauen kommt es zu weniger als einem zusätzlichen Erkrankungsfall an Brustkrebs. Durch eine reine Östrogen-Behandlung wird das statistische Brustkrebsrisiko signifikant verringert

… Es bleibt eine große Herausforderung für Ärzte zu entscheiden, welche Frauen Kandidaten für eine Hormontherapie sind".

Im Juni 2017 erneuerte die „The North American Menopause Society" ihre Positionierung. Kernaussage: Für bestimmte Frauen mit menopausalen Symptomen ist eine Hormontherapie eine effektive Behandlung von vasomotorischen und urogenitalen Symptomen.

Hormonersatztherapie: Fünf Fragen, fünf Antworten

Hier Richtlinien zu fünf Fragen. **Wer ist eine ideale Kandidatin für eine Hormonersatztherapie? Wer ist keine gute Kandidatin?**

Die besten Ergebnisse werden Frauen mit ärgerlichen menopausalen Beschwerden erzielen, die ideal unter sechzig und zehn Jahre innerhalb ihrer Menopause sind. Sie haben die geringsten Risiken. Die konkrete Nicht-Kandidatin ist jemand mit fünfundsiebzig, die nie Hormonersatz hatte und plötzlich wegen Schweißausbrüchen bei ihrem Gynäkologen erscheint. Wer diese Therapie bei einer Patientin startet, die bereits Ablagerungen in den Gefäßen oder Veränderungen in den Gehirngeweben hat, würde womöglich eine kardiovaskuläre Erkrankung oder eine Demenz beschleunigen.

Was ist das Wesentliche an der These vom idealen Zeitpunkt für den Beginn einer Hormontherapie?

Wenn Frauen soeben menopausal werden, haben sie vermutlich keine Plaqueablagerungen in den Gefäßen oder Veränderungen in den weißen Zellen der Gehirngewebe. Geben

Ärzte ihnen Hormone, kann es Arteriosklerose verhindern und Gehirnveränderungen verlangsamen. Sobald diese Veränderungen bereits eingetreten sind, kann die Gabe von Östrogen sie sogar verstärken. Dieser Effekt ist aber schwer zu belegen. Wer etwas verhindert, was zehn Jahre später vielleicht aufgetreten wäre, kann schwer nachweisen, was dann passiert wäre. Die Zeitpunkt-These wird deshalb geglaubt, ist aber nicht bewiesen.

Wann wird die Hormontherapie durch die Haut, transdermal genannt, empfohlen?

Die transdermale Hormontherapie begeistert durch ihre vielen Möglichkeiten. Die Medizin verfügt über Hautpflaster, Gels, Sprays und Vaginaringe. Patientinnen können wählen, wie sie Estradiol über die Haut wünschen. Alle diese Methoden umgehen die Leber und reduzieren Risiken von Blutpfropfen oder Schlaganfall. Sogar Frauen mit Leberproblemen, mit nicht-alkoholischer Fettleber oder mit dem Metabolischen Syndrom können diese transdermale Hormontherapie wählen. Auch Frauen mit ein wenig höheren Risiken eines Blutgerinnsels könnten darüber nachdenken, ebenso ältere, denn mit den Jahren steigt das Schlaganfallrisiko generell, und eine geringere Dosis könnte sicher sein.

Welche Bedeutung hat ein mögliches Risiko für Brustkrebs?

Es ist sehr wichtig, dass die beratenden Ärzte das Brustkrebsrisiko eruieren, die Brustdichte bewerten und die Familiengeschichte berücksichtigen. Brustkrebs bedroht generell eine von neun Frauen. In einer bestimmten Gruppe der Weltgesundheits-Initiative WHI wurde bei bestimmten Dosierungen eine Zunahme an Brustkrebs innerhalb von drei bis fünf Jahren verzeichnet. Die Zunahme war winzig, 0,08 Fälle unter 100 Frauen oder weniger als eine Krebserkrankung mehr unter 1.000 Frauen, aber es ist ein Risiko, und man kann diese statistische Wahrscheinlichkeit reduzieren.

Wer soll das Problem ansprechen, die Patientin oder der Arzt?

Eigentlich beide. Viele Mediziner sind stark beschäftigt, und wenn eine Patientin nicht klagt und nicht nachdrücklich ihre Symptome schildert, wird der Arzt oder die Ärztin nicht an eine solche Therapie denken. Jede Frau in der Menopause braucht einen Gesprächspartner über ihre Erfahrungen und mit Kenntnissen über diese Therapie. Am Ende des Tages wird es eine gemeinsame Entscheidung. Deshalb können auch beide damit anfangen.

Hormonersatz zwischen Nutzen und Schaden

Dass die Hormonspiegel abrupt absinken und etwa zum gleichen Zeitpunkt viele sehr häufig wiederkehrende unerwünschte Wirkungen einsetzen, ließ bereits Mitte des 20. Jahrhunderts nur einen Schluss zu: Durch den Hormonverlust werden Altersprozesse beschleunigt.

Alle Statistiken unterstreichen das bis heute. Die Veränderungen im Hormonsystem machen den weiblichen Organismus eindeutig anfälliger für einige besonders typische Erkrankungen nach dieser Lebensphase, für Gefäßschäden, Osteoporose und Diabetes zum Beispiel.

Derartige Erkenntnisse mündeten in der Überlegung, durch den behutsamen und intelligenten Ersatz der fehlenden Hormone die artgerechten Hormonspiegel der vergangenen Jahre wiederherzustellen.

So viel steht fest: Ohne Botenstoffe kann der Organismus nicht richtig funktionieren. Ein den besonderen Umständen angepasster Ersatz fehlender Hormone verschafft vielen Frauen eine Linderung oder sogar das Verschwinden ihrer Beschwerden. Voraussetzung ist, dass dieses Angebot auf der Basis des heutigen Wissens geschieht. Durch eine intelligente Menopausale Hormonersatztherapie wird gezielt die Ursache der Störungen angegangen.

Die Forschung sieht bei einer rechtzeitig gesicherten Hormonzufuhr, korrekt angewendet, besonders eindeutige Belege vor allem in Bezug auf die Knochengesundheit und die Stabilität der Blutgefäße, wovon Herz und Gehirn profitieren. Die Zahl von Knochenbrüchen wegen Osteoporose bleibt unter dem Durchschnitt. Die an der Halsschlagader gut messbaren Plaqueablagerungen sind unauffällig.

Ein wichtiges Kriterium für den Erfolg einer Menopausalen Hormonersatztherapie ist, dass der Organismus nicht bereits jahrelang schutzlos einem Hormonmangel ausgeliefert war. Nach zehn Jahren oder länger kämen unter solchen Umständen einzelne Wirkungen, zum Beispiel in den Hauptgefäßen, zu spät und aus Vorteilen werden Risiken.

Darüber hinaus darf die Patientin einen wertvollen Neubeginn der wegen des Hormonmangels verlorenen Schutzmechanismen vor allem durch die Östrogensubstanzen erwarten. Der Verlust der weiblichen Geschlechtshormone bedeutet nämlich auch eine Einschränkung der natürlichen Leistungen der Regeneration und der Reparatur des Organismus. Auch dieses Defizit kann eliminiert werden.

Unbestritten ist: Hitzewallungen und Schweißausbrüche sind Alarmsignale für verborgene Prozesse. Viele Umstellungen im weiblichen Körper erfahren noch nicht die Beachtung, die angemessen wäre.

Die Fettzellen im Bauchhöhlenbereich verändern ihr Verhalten. Ohne Östrogen produzieren sie große Mengen von entzündungsfördernden Substanzen wie C-reaktives Protein, CRP, und Interleukin, IL-6.

Bereits niedrige Östrogengaben durch die Haut reduzieren das Risiko von Insulinresistenz, bei der Zellen nicht ausreichend auf Insulin reagieren.

Patientinnen berichten von besserem Schlaf und von Stimmungsaufhellung, ihre Gedächtnisleistung ist gebessert, auch die Funktionen des Sehens und Hörens verändern sich vielleicht alterstypisch, aber nicht verstärkt.

Die Verschreibung von Medikamenten gegen diese Probleme geht bei Anwendung einer modernen Hormonersatztherapie stark zurück.

Auch weitere Verbesserungen sind dokumentiert, zum Beispiel weniger Fälle von Darmkrebs.

Die Übergänge der Menopause sind vermutlich eine zu wenig beachtete Periode mit dem Risiko chronischer Schmerzen. In einem Patientengut von mehr als 420.000 früheren weiblichen Angehörigen der amerikanischen Armee verwendeten im Vergleich zu ihren jüngeren oder älteren Geschlechtsgenossinnen fast doppelt so viele Frauen während der Wechseljahre regelmäßig Schmerzmittel. Ob diese Ergebnisse auch für Frauen ohne militärische Vergangenheit gelten, blieb unerforscht **(Quelle: Jahreskonferenz 2017 der „The North American Menopause Society")**.

Das Anti-Aging-Prinzip gegen das große Frauendilemma

Vor allem die mit geprüftem speziellen Fachwissen ausgestatteten Experten der Präventionsmedizin sind von den Vorteilen eines intelligenten, sanften und vorsichtigen Einsatzes von Hormonen überzeugt.

Jahrzehntelang wurden in der Frauenmedizin jedoch dramatische Fehler zugelassen. Sie dürfen nicht wiederholt werden.

Die korrekte Hormonersatztherapie unterscheidet sich heute im Wesentlichen durch die geänderten Methoden der Verabreichung und durch die unverzichtbare Zugabe der zweiten wichtigen weiblichen Geschlechtshormongruppe, der Gestagene.

Deren wichtigste Substanzen sind das Progesteron und das Pregnenolon. Auf diese Gestagene wurde in der Frauenmedizin der Wechseljahre jahrzehntelang verzichtet, da sie hauptsächlich als Schwangerschaftshormone klassifiziert wurden. Eine verhängnisvolle Fehlentscheidung. Vermutlich ist Progesteron jener Botenstoff, der auch später die Gebärmutter und die Brust vor Krebs schützen kann.

Erst in jüngster Zeit zeigen Studien mit der verbesserten erweiterten Doppel-Hormonersatztherapie keine nennenswerten Risiken mehr.

Günstige Ergebnisse durch Hormonersatz werden nur erzielt, wenn alle Kardinalfahler aus der Vergangenheit zu Lasten von Millionen Frauen vermieden werden. Diese Voraussetzungen müssen erfüllt werden:

- Die den Organen entsprechende, physiologisch richtige Art der Hormonverabreichung.

Sie unterscheidet sich von Hormon zu Hormon, manchmal auch von Patientin zu Patientin. Angestrebt wird immer eine ausreichende Wirkung mit möglichst niedriger Dosis.

Erfreulicherweise wurde inzwischen erkannt, dass bereits verblüffend geringste Mengen bis ins Blut vordringen, und sogar, wenn sie von außen durch die Haut zugeführt werden. Dafür eignen sich niedrig dosiert ein Gel, eine Creme oder ein Pflaster.

Wechseljahrbeschwerden werden im Wesentlichen durch ein Nachlassen der Produktion des wichtigsten Östrogens, Östradiol, bedingt. Deshalb ist diese Hormonversion die am meisten verwendete in der Hormonersatztherapie.

Bei der schonendsten Anwendung wird der Wirkstoff Östradiol auf die Haut aufgebracht, mittels Pflaster oder Gel. Das Hormon strömt durch die Haut in den Blutkreislauf. Dafür genügt eine Tagesdosis von 30 bis 50 Mikrogramm.

Im Gegensatz dazu enthalten Tabletten 1.000 bis 2.000 Mikrogramm. Wenn Östrogene durch Schlucken eingenommen werden, werden sie über den Magen-Darm-Trakt in der Leber zum größten Teil abgebaut und nicht wie beabsichtigt verwendet. Nur der winzigste Teil entfaltet seine Wirkung dort, wo es erwünscht ist. Die Östrogenzufuhr per Tablette verursacht einen übernatürlich stark ausgeprägten Hormonanstieg. Die hohe Intensität nimmt zwar allmählich ab, steigt aber nach der nächsten Einnahme erneut an. Dadurch wird die Leber jedes Mal extrem zu Reaktionen angeregt, wonach sich zum Beispiel größere Mengen der gefürchteten Gerinnungsfaktoren bilden. Auch weitere Organe laufen Amok. Ein Einsatz von Östrogentabletten entspricht einer pharmakologische Behandlung und wird nicht als natürlicher Hormonersatz eingestuft.

Eigentlich soll jedoch durch den Hormonersatz nur ein konstant niedriger, organisch passender Wirkspiegel wiederholt werden.

Die positiven Unterschiede von geringen Mengen durch die Haut sind beeindruckend. Der Magen-Darm-Trakt wird geschont. Hinweise auf Gerinnungsfaktoren und Entzündungsmarker im Blut sind unauffällig. Der Blutdruck bleibt normal. Auch die Funktionen der Bauchspeicheldrüse und der Galle werden nicht überbeansprucht.

Auch in Bezug auf das Progesteron wurde umgedacht. Es wird natürliches Gelbkörperhormon verabreicht, nicht mehr in kristalliner Form, sondern mikronisiert, spezifisch auf wenige Tausendstel eines Millimeters verkleinert, in pharmazeutischer Qualität und in einer Öllösung als Tageskapsel oral eingenommen.

Wegen der hohen Bioverfügbarkeit genügt eine außerordentlich winzige Menge, mit der die Leber gut umgehen kann. Bei kontinuierlicher Einnahme, bevorzugt am Abend, können bereits 100 Mikrogramm Progesteron für die gewünschten Wirkungen reichen.

Es zeigte sich, dass Progesteron die Stimmung verbesserte, Angstgefühle verringerte, Stressreaktionen abbaute und unterm Strich auch den Schlaf verbesserte. Durch eine leicht entwässernde Funktion wurde auch der Blutdruck normalisiert.

Vor allem werden durch physiologisch richtige Gaben vermeidbare Krebsrisiken ausgeklammert.

In Europa erkranken generell von 1.000 Frauen in diesem Alter innerhalb von zehn Jahren 30 an Brustkrebs. In der stark risikobehafteten konventionellen Hormonersatztherapie wurde bei Einnahme von vielen künstlichen Gestagenen in Kombination mit Östrogenen nach zehn Jahren eine Verdoppelung des statistisch normalen Brustkrebsrisikos registriert. Im Gegensatz dazu wurde 2006 in der französischen E3N-Studie an 88.000 Frauen rund um die Menopause bei korrekter Einhaltung der intelligenten Kriterien einer modernen Menopausalen Hormonersatztherapie – Östrogen durch die Haut, natürliches Progesteron oral - kein Risikounterschied zu Frauen ohne Hormonersatz festgestellt.

• Die Verschreibung bioidentische Hormone. Für sie werden auch die Bezeichnungen bio-äquivalent, körperidentisch, naturidentisch, artgerecht und natürliche Hormone verwendet. Sie können zur Gänze biologischer Herkunft sein oder zum Teil aus pflanzlichen Quellen gewonnen sein, wie zum Beispiel aus der wilden Yamswurzel. Entscheidendes Kriterium ist, dass die Wirkstoffe strukturell und funktionell mit den Körperhormonen identisch sind – Hormonderivate besitzen eine abweichende Struktur und sind es nicht.

Jahrzehnte lang bevorzugte die universitäre Frauenmedizin synthetische und andere chemisch veränderte Wirkstoffe, miteinander vermengt. Inzwischen ist unstrittig: Solche nichtbioidente Substanzen bringen vermeidbare Risiken mit sich. Beobachtet wurde eine zunehmende Brustdichte, das bedeutet, dass die Balance zwischen Wachstumsförderung und Zellschutz vor ungewünschter Veränderung nicht mehr funktioniert. Daraus resultiert offenbar das höhere Brustkrebsrisiko.

Natürlichere Hormonwirkstoffe schützen vor Krebs, auch nach den Wechseljahren.

• Erstellung eines individuellen Risikoprofils. In der Vergangenheit wurde eine Addition der Nebenwirkungen beobachtet, wenn die Patientin mit einer Reihe von Belastungen zu kämpfen hat. Angeführt werden eine ungesunde Lebensweise mit Rauchen, chronischem Stress, Bewegungsarmut und Alkoholmissbrauch wie auch chronischer Bluthochdruck, Fettsucht und Gefäßverkalkung. Treffen persönliche Gesundheitsprobleme, die selbst schon krankmachend wirken, mit Fehlern in der Methode der Hormongabe zusammen, drohen eine Summierung und Verstärkung der negativen Folgen einer falschen Hormonersatztherapie.

Unerlässlich ist die Aufklärung der Patientin über möglicherweise sinnvolle Begleitmaßnahmen wie Aufhören mit dem Rauchen, Maßnahmen zur Normalisierung von erhöhtem Blutdruck und Gewichtsabnahme.

Der Gynäkologe, Anti-Aging-Mediziner, Endokrinologe und Buchautor („Die Wahrheit über Hormone") Privatdozent Dr. med. Alexander Römmler macht Hoffnung mit seinem unmissverständlichen Urteil: „Es gelingt nicht oft in der modernen Medizin, mit einer solch simplen Veränderung einer Darreichungsform so gravierende Verbesserungen zu erzielen".

Allererste Voraussetzung wäre die Diagnose, dass bestehende Probleme auf Hormonstörungen beruhen. Hier sind die Spezialistin, der Spezialist für unsere Hormonsysteme gefragt. Sie sind zuständig für die Fragen: Werden von außen zugeführte Hormone benötigt? Welche? In welcher Verabreichungsform?

Nach gründlicher Abwägung gelingt in aller Regel die Wiederherstellung eines natürlichen Hormonhaushaltes am besten durch einen intelligenten Mix aus unterschiedlichen Hormonen und deren Vorstufen, aus Östrogenen, Progesteron, DHEA und Pregnenolon.

Aktuell führen positive Erfahrungen immer stärker zu der Überlegung, das Gelbkörperhormon Progesteron vorbeugend schon in den Jahren vor der Menopause abends in geringer Dosis zu verschreiben. Etwa 100 Milligramm könnten Schlafstörungen beheben, den Gefäßschutz vor aggressiven Sauerstoffradikalen verstärken und die nächtliche Regeneration des Gehirns fördern.

Das bisher letzte Wort zum Hormonersatz

Ein Blick zurück, ein Blick nach vorne. Östrogen ist eine äußerst wertvolle Substanz für viele Frauen, die ihre Menopause mit qualvollen Symptomen erleben. Zu den verschiedenen Beschwerden zählen auch schwere Schlafstörungen und depressive Stimmungslagen.

Als wichtigster Bestandteil in den meisten Antibabypillen wurde die Wirkung von Östrogen extensiv getestet. Kopfschmerzen können zunehmen. Die Risiken von Blutklumpen in den Beinen und in der Lunge steigen. Das Wachstum gutartiger Tumore in der Leber kann angeregt werden. In Strukturen der Gebärmutter können gutartige ebenso wie bösartige Zellwucherungen entstehen. Die Zellen einiger Arten von Brustkrebs sind empfänglich für Wachstumsimpulse durch Östrogen, weshalb Patientinnen mit diesen Krebserkrankungen ihren Körper nicht mit fremdem Östrogen belasten sollten.

Parallel zur Behandlung von Wechseljahrbeschwerden verbessert Östrogen verschiedene biologische Prozesse, beispielsweise die Stärkung der Knochengesundheit.

Auf dem Höhepunkt des Östrogenoptimismus glaubte fast jeder Gynäkologe an Östrogen als Wundermittel für fast jede Frau nach der Menopause. Dann veröffentlichte 2002 die Women's Health Initiative Study, W.H.I., ihr alarmierendes Zwischenergebnis. Diese Untersuchung war 1991 von den U.S. National Institutes of Health gestartet worden. Mit einem Aufwand von 625 Millionen U.S. Dollar sollte über Jahrzehnte erforscht werden, wie mehr als 160.000 Frauen zwischen 50 und 79 Jahren bei Aufnahme in die Studie in den folgenden Jahren die damals praktizierte Hormonersatztherapie erleben. Nach den ersten elf Jahren wurde ein sehr überraschend ein Anstieg von Herzattacken, Schlaganfällen und Brustkrebserkrankungen berichtet. Ärzte reagierten augenblicklich. Die Verschreibung von Östrogen wurde drastisch reduziert. Acht Jahre später folgte ein weiteres Teilergebnis: Die Betreiber der Studien stellten jetzt allerdings fest, dass diese Therapie mehr Nutzen und weniger Risiken hat als zuletzt befürchtet. Ein besonders besonnener Umgang mit Östrogen wurde empfohlen.

2017 wurde ein weiterer Zweig der immer noch laufenden W.H.I.-Studie publiziert. Frühere Fehlinterpretationen wurden korrigiert. Diese Ergebnisse wurden jetzt betont:

• 18 Jahre nach Beginn der Studie gibt es keinen Unterschied in der Gesamtsterblichkeit – aus allen Gründen – zwischen Frauen, die Hormone verwenden, und jenen, die es nicht tun. Konkret gibt es auch keine Abweichungen in Bezug auf Todesfolgen durch Brustkrebs, Schlaganfall oder Herzattacke.

• Deutliche Unterschiede in Bezug auf das Auftreten von Brustkrebs zeigen sich zwischen Frauen, die Östrogen allein verwenden zu jenen, die Östrogen mit Progesteron kombinieren. Der Einsatz beider Hormone - Östrogen und Progesteron - gleichzeitig erhöht ein wenig das Brustkrebsrisiko. Diese Veränderung hält auch nach einem Ende der Hormonersatztherapie an. Wie zum Ausgleich entwickelt sich in dieser Hormongruppe signifikant seltener Gebärmutterkrebs. Am stärksten ist jedoch eine Veränderung der Krebshäufigkeit, und zwar im sehr positiven Sinne, bei Frauen, die nur Östrogen allein bekommen. Für sie sinkt das statistische Brustkrebsrisiko signifikant.

• Für alle Frauen in einer der Hormongruppen – sowohl Östrogen allein, als auch in Kombination mit Progesteron – wurde während der Jahre der Hormonzufuhr ein genereller Rückgang an Todesfällen aus allen Ursache ermittelt.

• Fragen bleiben weiterhin offen. Die Hormonersatztherapie scheint wörtlich sicher zu sein, wenn Frauen Östrogen allein 7,2 Jahre oder Östrogen und Progesteron 5,6 Jahre lang verwenden; vielleicht ist sie innerhalb dieser Zeitspanne unterm Strich insgesamt sogar vorteilhaft. Noch ist nicht geklärt, ob die Therapie bei längerer Dauer als hier beschrieben weiterhin sicher ist oder gar mehr gesundheitlichen Nutzen liefert **(Quelle: „What's the latest on estrogen use in post-menopausal women?“ MedPage today, 10. Januar 2018)**.

Minimale Dosis, umfassende Wirkung

Die weiblichen Geschlechtshormone sind die stärksten Wachstumssubstanzen im menschlichen Körper.

Deshalb sollten therapeutische Ziele mit der am geringsten notwendigen Dosis angestrebt werden.

Die zu erwartenden positiven Effekte ermutigen.

Die Mineraldichte der Knochensubstanz steigt nachweisbar an. Das schützt die Frau nach der Menopause vor der Osteoporose. Statistiken belegen eine Abnahme von Stürzen mit der Gefahr von Brüchen und sogar Todesereignissen um die Hälfte.

Zellen der Haut altern langsamer, bedingt durch hormonelle Stimulation der Kollagenbildung, begünstigt durch mehr Feuchtigkeit und Elastizität.

Höhere Spiegel der Geschlechtshormone verbessern den Stoffwechsel in den Gehirngeweben. Studien belegen positive Wirkungen in Bezug auf kognitive Leistungen wie Gedächtnis und verbale Kommunikation.

Ein direkter Zusammenhang zwischen unnatürlich niedrigem Östrogenspiegel und der höheren Wahrscheinlichkeit einer Alzheimererkrankung ist statistisch eindeutig belegt.

Der altersgemäße Abbau von Muskelmasse wird gebremst. Normal ist ein Verlust von sechs Prozent pro Dekade. Im Juni 2017 warnte eine Studie aus Seoul, Südkorea: Höherer Alkoholkonsum beschleunigt im Körper der menopausalen Frau den Schwund an Knochenmasse.

Auch die Einlagerung von viszeralem Bauchfett nimmt an Tempo ab. Der typische Umbau der Körperfigur wird verlangsamt.

An den Gefäßinnenwänden haften weniger Stoffwechselnebenprodukte an. Das reduziert auf lange Sicht das Auftreten von Arteriosklerose und anderen krankhaften Gefäßveränderungen.

Blutfette werden stärker vor Oxidation durch wilde Sauerstoffradikale geschützt.

Höhere Östrogenspiegel begünstigen die Wirksamkeit anderer Hormone. Für Menschen mit Diabetes ist eine verbesserte Sensitivität der Rezeptoren für Insulin besonders wichtig. Auch das wird erzielt. Die Altersrisiken durch eine stärkere Ausprägung der Zuckerkrankheit werden reduziert.

Die schleichende Rückbildung von Organen mit verringerter Funktion wird durch die Erhöhung der Geschlechtshormonspiegel im Blut verzögert oder unterbrochen. Das betrifft neben den Sexualorganen vor allem die Brüste und das Herz.

Das Darmkrebsrisiko ist statistisch stark nachweisbar reduziert. Andere in der Vergangenheit beobachtete Krebsrisiken können vermutlich vermieden werden, wenn Östrogen und bioidentisches Progesteron kombiniert zugeführt werden. Damit werden Verhältnisse wie vor der Menopause angestrebt. Unterstellt wird, dass die gefährlich das Wachstum fördernden hohen Östrogenspiegel während des Monatszyklus durch das regelmäßig folgende Gelbkörperhormon Progesteron unter Kontrolle gehalten wird. Dieser natürliche Schutz vor Krebserkrankungen der Gebärmutter und der Brust geht mit dem Rückgang von Progesteron früh verloren.

Die Stimmung hellt sich auf, während für die Wechseljahre typische Beschwerden abnehmen.

Die Intensität und die Wahrscheinlichkeit von Trockenheit der Schleimhäute und von Infektionen werden verringert.

Pflanzenwunder Phytoöstrogene

Östrogene können im menschlichen Körper entstehen oder aus der Umwelt stammen. Hormonell aktive Substanzen aus der umgebenden Welt werden nach dem griechischen Wort xeno für fremd als Xenoöstrogene bezeichnet. Sie können ungünstig oder günstig wirken. Auch die Begriffe endokrine Disruptoren, also Hormonunterbrecher, endokrine Modulatoren oder Umwelthormone werden verwendet. Diese nicht-humanen Stoffe sind chemischer oder pflanzlicher Herkunft.

Generell können alle Xenoöstrogene zwei Effekte verursachen: Wie menschliche Hormone können sie antreibend – agonistisch – wirken oder sie können die Wirkung menschlicher Hormone abschwächen – antagonistisch.

Chemische Umweltstoffe mit hormonellen Eigenschaften müssen besonders kritisch gesehen werden. Vor allem Herbizide und Insektizide werden von Bindungsstellen und Antennen für Botenstoffe in den Zellwänden, sogenannten Rezeptoren, akzeptiert und gelten deshalb ebenfalls als Xenoöstrogene. Sie werden unter anderem mit der Zunahme bestimmter bösartiger Erkrankung in Verbindung gebracht, etwa Brustkrebs und Hodenkrebs.

Auch Fungizide bleiben nach Verzehr nicht wirkungslos.

Derartige Ansichten werden von Millionen Zeitgenossen nicht geteilt – die meisten kennen die Risiken einfach noch nicht. In der 3sat-Reportage „Bio zwischen Wahn und Sinn" am 7. Dezember 2017 wurde auf 1.038 Substanzen in unseren Nahrungsmitteln hingewiesen, die im Stande sind, unser Hormonsystem zu stören.

Phytoöstrogene sind pflanzliche natürliche Xenoöstrogene. Sie werden nicht im menschlichen Organsystem gebildet, sondern durch den Verzehr von bestimmten Pflanzen zugeführt werden. Phytoöstrogene beeinflussen ebenfalls eindeutig die Effekte der körpereigenen Hormone, überwiegend positiv.

Phytoöstrogene ähneln dem Sexualhormon Östradiol, einem der wichtigsten menschlichen Östrogene. Sie verursachen östrogene oder antiöstrogene Einflüsse, indem sie Rezeptoren für Östrogene besetzen. Bei schwacher oder fehlender eigener Hormonwirkung ist ihr Effekt zusätzlich aktivierend. Bei starker eigener

Hormonwirkung blockieren sie solche Hormonmoleküle, was zu einer Abschwächung der hormonellen Antriebskraft führt.

Die bekanntesten Phytoöstrogene sind die Isoflavone Genistein, Daidzein und Coumestrol.

Phytoöstrogene sind pflanzliche natürliche Xenoöstrogene. Sie werden nicht im menschlichen Organsystem gebildet, sondern durch den Verzehr von bestimmten Pflanzen zugeführt. Phytoöstrogene beeinflussen ebenfalls eindeutig die Effekte der körpereigenen Hormone, überwiegend positiv. Sie unterstützen bei Mangel, sie bremsen bei Überversorgung. Isoflavone sind im menschlichen Organismus erstaunlich wirksam und kommen reichlich in der Sojabohne und in getrockneten Früchten vor. Leinsamen enthält Lignane, und auch Getreidekleie, Hülsenfrüchte und Getreideprodukte generell sind reich an Phytoöstrogenen. Obst, Gemüse, Samenkörner und auch Getränke wie Tee, Bier, Wein und Whiskey enthalten Phytoöstrogene in geringerer Konzentration.

Weitere nennenswerte Quellen sind: Sesamsamen, Weizenkörner, die Heilpflanze Fenugreek, Hafer, Bärlauch, Bohnen, Linsen, Reis, Alfalfa, Äpfel, Karotten, Granatapfel, Kaffee, Lakritze, Minze, Ginseng, Hopfen, Fenchel und Anis.

Phytoöstrogene ähneln dem Sexualhormon Östradiol, einem der wichtigsten menschlichen Östrogene. Sie verursachen östrogene oder antiöstrogene Einflüsse, indem sie Rezeptoren für Östrogene besetzen. Es sind Eiweiße außen an der Zellmembran oder in ihrem Kern. Sie besitzen eine schlossähnliche Passform. Sie ist für körpereigene Hormone und andere Botenstoffe gedacht, aber auch Phytoöstrogene können daran andocken. Nachgeschaltet sind spezielle Signalwege, die durch Erregung aktivert werden.

Bei schwacher oder fehlender eigener Hormonwirkung ist der Effekt von pflanzlichen Hormon ersatzweise leicht aktivierend. Stark wirkende eigene Hormone werden abgeschwächt, wenn sich stattdessen Phytoöstrogene auf die Rezeptoren setzen.

Die bekanntesten Phytoöstrogene sind die Isoflavone Genistein, Daidzein und Coumestrol.

Viele Frauen können sich einfach nicht vorstellen, dass alltägliche Lebensmittel mit ihren pflanzlichen Substanzen in hormonelle Wirkungen auslösen können.

Deshalb ist eine im Januar 2018 veröffentlichte Studie aus der Behandlung von Brustkrebs ziemlich verblüffend.

Bestimmte Arten von Brustkrebszellen besitzen Rezeptoren für Östrogene oder Progesteron, sowie auch für spezielle Wachstumsfaktoren. Über diese Antennen wird die Zellteilung angeregt, leider auch bei Krebszellen. Deshalb nimmt dieses Risiko in späteren Jahren durch den Abfall von Hormonen ab. Man spricht von hormonsensitiven Tumoren. In diesen Fällen kann durch eine Anti-Hormon-Therapie das Krebsgeschehen gehemmt werden.

Asiatische Frauen praktizieren offensichtlich mit einem hohen Sojaverzehr von Kindheit an eine Art Krebsschutz durch regulierende Phytohormone, denn sie weisen ein statistisch um 25 Prozent geringeres Brustkrebsrisiko auf, wie die Gesellschaft Deutscher Chemiker schon im Jahr 2000 publizierte. Auch weniger Wechseljahrbeschwerden werden berichtet.

Die gemeinsame Stude kalifornischer und österreichischer Chemiker und Krebsforscher befasste sich mit einer kürzlich von der amerikanischen Arzneimittelbehörde U.S. Food and Drug Administration, F.D.A., zugelassenen Krebstherapie. Dabei besetzen verschreibungspflichtige Arzneistoffe die Hormonrezeptoren und unterbrechen Wachstumsimpulse an die Krebszelle. Sobald jedoch – was Inhalt der Studie war – dem Körper auch Phytoöstrogene zugeführt wurden, verloren die Krebsmedikamente teilweise ihre gewünschte Wirkung. **(Quelle: "Metabolomics Reveals that Dietary Xenoestrogens Alter Cellular Metabolism Induced by Palbociclib/Letrozole Combination Cancer Therapy").**

In der Pflanzenwelt sind die Effekte von Phytoöstrogenen heute schon schlüssig erforscht. Pflanzen mit diesen Wirkstoffen profitieren vielfältig. Diese Aktionssubstanzen in Gerbstoffen, Farbstoffen und Bitterstoffen machen Pflanzen ungenießbar oder schwer verdaulich oder auch nur abschreckend. Viele Pflanzenhormone, vor allem Polyphenole, sind außerdem Mikrobizide und schützen vor Pilzen und Bakterien.

Ein weiterer Effekt ist sehr verblüffend. Die östrogene Wirkung mindert in Fressfeinden die Fruchtbarkeit. Damit schützt die Pflanze nicht sich selbst, sondern sekundär künftige Generationen und ihre Art.

Seit 1941 werden, erstmals in Australien, schwerste Fruchtbarkeitsstörungen bei Schafen und Rindern auf Weideflächen mit Klee beobachtet. Einzelne Kleesorten produzieren einen besonders hohen Phytoöstrogengehalt.

In frühen Kulturen wurden Phytoöstrogene zur Behandlung von Problemen bei der Regelblutung und menopausalen Beschwerden eingesetzt, ebenso bei Fruchtbarkeitsproblemen. Die erste Pflanze, von der eine Phytoöstrogenwirkung überliefert wurde, war Silphium, Ferula historica, im Griechenland des Altertums und im römischen Reich. Sie wurde an krankes Vieh verfüttert, und ihr Saft war

Arzneimittel und in hoher Dosis Verhütungsmittel.

Asiatinnen nehmen häufig das Phytoöstrogen Genistein aus Soja zu sich und haben statistisch ein um 25 Prozent geringeres Brustkrebsrisiko. Offensichtlich muss der entsprechende Schutz jedoch schon ab dem Kindesalter aufgebaut werden.

Eine häufig auftretende Form von Brustkrebs wird in ihrem Wachstum von Östrogenen stimuliert. Deshalb sinkt dieses Risiko nach der Menopause deutlich. Die früher übliche Hormonersatztherapie mit hochdosierten Pillen zur Einnahme kann mit einem Anstieg des Risikos verbunden werden. Umgekehrt kann die Einnahme von pflanzlichen Phytoöstrogenen die körpereigenen Östrogene in eine günstige Wirkungsrichtung drängen, ohne Wachstumsförderung, die sich als krebsschützend erweist.

Studien deuten darauf hin, dass Phytoöstrogene nach Verzehr den Blutfettspiegel kontrollieren und die Knochendichte nach der Menopause verstärken. Nachweise zeigen auch einen möglichen Schutz vor bestimmten Krankheitsrisiken. Dazu werden Krebserkrankungen der Prostata, der Brust, des Darms und weitere maligne Erkrankungen gezählt, ebenso Herz-Kreislauf-Risiken, Störungen von Gehirnfunktionen und Osteoporose.

Gleichzeitig werden Phytoöstrogene nicht als unverzichtbare Nährstoffe eingestuft, denn ihr Fehlen in einer Ernährung führt nicht zu typischen Mangelerscheinungen und eine unverzichtbare Rolle in biologischer Funktion im menschlichen Organismus kann nicht nachgewiesen werden.

Wegen möglicher Schutzwirkungen gegen Krebs, für die Knochengesundheit, in Bezug auf Gehirnleistungen und im Herz-Kreislauf-System ist das wissenschaftliche Interesse der Medizin an Phytoöstrogenen jedoch sehr hoch.

Pflanzen mit großem Wirkstoffarsenal

Konfrontiert mit diesen Erkenntnissen, besannen sich vor allem Experten der Präventionsmedizin in den zurückliegenden zwei Jahrzehnten auf Alternativen aus der Phytomedizin. Denn in der Wunderwelt der Pflanzen haben hormonwirksame Substanzen ebenfalls eine wichtige Rolle. Diese Botenstoffe, die sehr abgeschwächt durchaus mit unseren Hormonen verglichen können, üben wichtige Funktionen aus. Sie steuern beispielsweise das Wachstum, bekämpfen Bakterien und schwächen Fressfeinde.

Nach Verzehr starten sie auch im menschlichen Körper gewünschte Prozesse.

Speziell drei hormonell wirkende Gruppen sind nennenswert: die gelblich gefärbten Pflanzenfarbstoffe Isoflavone und Flavone sowie die kristallartigen und holzigen Strukturstoffe in den Zellwänden namens Lignane.

Pflanzen stellen mit Unterstützung durch ihre eigenen Hormone Nährstoffe her. Dafür brauchen sie nur Lichtenergie, Kohlenstoff, Sauerstoff, Mineralstoffen, Wasser und bestimmten Temperaturen. Diese Energie wird als Glucose gespeichert.

Pflanzen verfügen vor allem über ein großes Arsenal von Wirkstoffen zur Abwehr ihrer Bedrohungen. Denn anders als wir können sie vor Gefahren nicht flüchten. Allein dafür produziert die grüne Apotheke der Natur eine Vielfalt an Säuren mit unterschiedlichen Potenzialen.

Einige Vitalsubstanzen haben das spezielle Geschick, Fressfeinde unter Kontrolle zu halten, indem deren Vermehrung gebremst oder gehemmt wird. Mit ihrem Einsatz wird die Vermehrung der bedrohlichen Feinde einigermaßen unter Kontrolle gehalten. Zielgerichtet blockieren sie Prozesse in den Fortpflanzungssystemen weiblicher und männlicher pflanzenfressenden Schädlinge.

Dazu produzieren sie Moleküle mit verblüffenden Eigenschaften. Die Bezeichnung Phytoöstrogene für diese Stoffe wurde gewählt, weil diese Substanzen den im menschlichen Körper gebildeten Östrogenen enorm ähneln.

Das wissenschaftliche Interesse an den Effekten von Phytoöstrogenen ist groß. Viele Fragen sind offen. Zum Beispiel. Welche eignen sich am ehesten als Bestandteile unserer Nahrung? Phytoöstrogene werden im Verdauungstrakt durch Bakterien aufgespalten und umgewandelt. Erst ihre Abkömmlinge können absorbiert und verarbeitet werden.

Einen Hinweis, welche Phytoöstrogene in aller Regel verzehrt werden können, liefert eine seltene Studie aus Mexiko. Mehr als 100 gesunde Frauen im Alter von 25 bis 80 Jahren füllten im Oktober 2017 für das Instituto Nacional de Salud Pública aus der Erinnerung Fragebögen zu ihrer Ernährung aus, sowohl langfristig wie in den letzten 24 Stunden. Ihr mittleres Alter war knapp 45 Jahre. Vier von zehn Frauen waren überernährt. Die meisten hatten eine geringe Schulbildung. Die erinnerte tägliche Energieaufnahme reichte von 1.473 bis 2.563 Kalorien.

Ihre interessantesten Angaben betrafen Nahrungsmittel mit den insgesamt 16 häufigsten Phytoöstrogenen.

Dazu zählen Isoflavone, vor allem Genistein, Daidzein und Equol, Sie kommen besonders in Hülsenfrüchten vor. Die Sojabohne ist der bislang wichtigste Lieferant.

Außerdem Lignane, die in größeren Mengen an Lignanen in Ölsaaten gefunden werden, auch in Leinsamen und Kürbiskerne und im Vollkorngetreide, aber auch im Spargel.

Interessant sind in einer typisch mexikanischen Ernährung auch Flavanone mit dem häufigen Naringenin in Grapefruits und anderen Zitrusfrüchten; Flavonole, vor allem Quercetin; und Flavone wie Luteolin. Das bei uns aus der Rotweinmedizin berühmte Resveratrol gehört zur Pamilie der Stilbenen und Coumestane und ist in zahlreichen Pflanzen vertreten. Coumestane mit der stärksten Östrogenwirkung kommen relativ selten in pflanzlichen Nahrungsmitteln vor, jedoch in Alfalfasprossen oder Sojasprossen.

Aus dem Urin der getesteten Frauen wurde eine Aufnahme von 37,6 Milligramm Phytoöstrogenen in der Nahrung pro Tag ermittelt. Zum Vergleich: Spezielle Nahrungsergänzungen zum Ausgleich von Hormondefiziten ab der Lebensmitte versorgen mit Extrakten aus bis zu einem Dutzend geeigneten Pflanzen.

Verblüffendes Soja

Ein besonderes Interesse der Frauenmedizin gilt einer asiatischen Hülsenfrucht, der Sojabohne, und Wissenschaftler entdecken immer mehr Gründe, die das rechtfertigen. Die Pflanze stammt aus China, wo ihr Anbau als Nutzpflanze seit 1.100 Jahren vor Christi dokumentiert ist. Die hohe Bevölkerungsdichte zwang die Menschen zu einer überwiegend vegetarischen Ernährung mit pflanzlichen Eiweißen. Nur an drei Festtagen im Jahr wurde Fleisch aufgetischt. Noch Mitte des 20. Jahrhunderts bestanden 88 Prozent der chinesischen Durchschnittskost aus Körnern und Gemüse.

Aus der gedämpften Sojabohne wird mit Reis, Gerste oder einem Pseudogetreide die Paste Miso hergestellt, mit ebenfalls hohem Gehalt an diesen pflanzlichen Östrogenen.

Aus dem feinen Püree eingeweichter Sojabohnen wird der flüssige Anteil, die so genannte Sojamilch, durch Gerinnungsmittel zum Stocken gebracht. Dieses Sojaeiweiß mit ebenfalls hohem Gehalt an diesen pflanzlichen Östrogenen heißt Tofu und wird auch als Sojakäse oder Sojaquark bezeichnet. Tofu wurde vor zwei Jahrtausenden in großen Mengen von buddhistischen Mönchen verzehrt, um sie bei dem Einhalten ihrer sexuellen Enthaltsamkeit zu unterstützen.

Zwischen 1926 und 1965 entdeckten schließlich Wissenschaftler in aller Welt, welch faszinierende Vielfalt an Mikronährstoffen in der Sojabohne steckt ... die Mineralstoffe Natrium, Kalium, Magnesium, Calcium, Mangan, Eisen, Kupfer, Zink und Phosphat, die Vitamine Retinol, B1, B2, B3, Folsäure und Vitamin E, sowie die Aminosäuren Arginin, Histidin, Isoleucin, Leucin, Lysin, Methionin, Phenylalanin, Threonin, Tryptophan und Valin.

Ein Professor an der Wiener Hochschule für Bodenkultur, Dr. Gottlieb Friedrich Johann Haberlandt aus Bratislava, weckte nach erfolgreichen Pflanzversuchen schon vor 150 Jahren in der westlichen Welt das Interesse an dieser Pflanzenart und hat großen Anteil daran, dass Soja heute die wichtigste Ölsaat ist. Zuvor waren Experimente in Frankreich und Deutschland misslungen. Der Agronom Haberlandt hatte während der Wiener Weltausstellung 1873 seine ersten 19 Sojasetzlinge aus China, Japan und dem Kaukasus erworben. In seinem Werk „Die Sojabohne" sagte er 1878 dieser Pflanze mit 20 Prozent Öl und 37 Prozent Eiweiß in einer mit tierischem Eiweiß durchaus vergleichbaren Qualität eine große Bedeutung in der westlichen Ernährung voraus.

Einer der ersten Sojafarmer in den U.S.A. und später der berühmteste

Förderer dieser Hülsenfrucht war der Autobauer Henry Ford. 1929, im Jahr der Großen Depression, war es sein öffentlich verkündeter Wunsch, das Leben der Bauern zu verbessern, die seine Kunden waren. Ford erdachte ein neues Agrarkonzept mit Chemie, Farm Chemurgie, und lud 300 Wissenschaftler zu einer Konferenz in sein Forschungszentrum. Im Mittelpunkt stand die Suche nach einer widerstandsfähigen Getreidesorte. Auch John Harvey Kellogg wurde als Sojavisionär berühmt.

Durch Zufall entdeckte Ford eine wissenschaftliche Arbeit über die vielfältigen Eigenschaften der Sojapflanze und begriff ihr Potenzial auch als Industrierohstoff. Seine Visionen und vor allem die Idee von einer synthetischen Milch aus Sojaeiweiß brachten ihm viel Spott ein, aber auch Zeitungscartoons konnten ihn nicht stoppen. 1935 ließ die Ford Motor Company auf 12.000 Hektar Land Soja anbauen und extrahierte aus den Bohnen fast vier Millionen Liter Öl, die in den Autolacken und sogar in der Herstellung von Autoteilen verwendet wurden. In einigen Prototypen bestand der Unterboden aus gehärteten Sojamolekülen. Gleichzeitig förderte Henry Ford mit seinen Initiativen die Entwicklung von pflanzlichem Fleischersatz.

Fords Beziehung zu Soja hängt mit seinem tiefen Interesse an lebenslanger Gesundheit zusammen. Energiegeladen, schlank und sonnengebräunt, verabscheute er Alkohol und Tabak, verbot das Rauchen in den Fabriken und produzierte den ersten Kurzfilm, der über die Gefahren des Rauchens aufklärte.

In den 1960er Jahren schlossen sich Vegetarier, Hippies, Umweltaktivisten und andere Idealisten der Sojabewegung an. Nicht wenige sahen die Pflanze als den Schlüssel zu gesundem Altwerden, zur Bewahrung der Umwelt und als die Rettung der Welt vor dem Hunger.

Das lenkte neue Blicke auf diese Pflanze, mit interessantesten Ergebnissen.

Daten von der pazifischen Inselkette Hawaii lieferten einen bedeutenden Hinweis. Milliarden Menschen in Asien verzehren große Mengen Soja, und in ihrer Heimat sind Krebserkrankungen der Brust, der Gebärmutter, der Prostata und im Darmsystem auffallend seltener. Sobald solche Menschen mit asiatischen Wurzeln in westliche Kulturen einwandern, zum Beispiel in den 50. Bundesstaat der U.S.A., und die dortigen Ernährungsgewohnheiten übernehmen, steigen ihre Krebszahlen an. Also ist auch das Essen ein Faktor.

Auf welche Weise?

Alle Pflanzen enthalten verschiedenartige und verblüffend wirksame Substanzen zur Abwehr von Gefahren, die ihnen drohen, hauptsächlich, weil sie vor ihnen nicht fliehen können. Für uns Menschen interessant sind ihre Phytohormone. Es sind im Wesentlichen zum Schutz der Pflanzen in großer Zahl produzierte Stoffe, die in anderen Organismen hemmende Wirkungen verursachen. In rund 5.000 Pflanzenarten wurden diese Steuerungsmoleküle bereits nachgewiesen. Sie richten sich gegen Fressfeinde, Krankheitskeime und Parasiten. Unter anderem, indem deren Prozesse der Fortpflanzung gestört werden.

Mit diesem Ziel produziert die Sojapflanze ihre Phytosubstanzen mit den mild hormonähnlichen Effekten. Im Zuge der näheren Erforschung wurden in diversen Unterarten von Soja extrem hohe Anteile an Isoflavonen und Flavonen isoliert. 100 Gramm Frischgewicht Sojabohnen können bis zu 140 Milligramm dieser Phytoöstrogene enthalten. Unsere eigenen Bohnen und Erbsen erreichen davon oft nicht einmal ein Prozent.

Mit ihrer Hilfe spezialisiert sich diese Hülsenfrucht darauf, ihre grimmigsten Feinde unfruchtbar zu machen.

Soja ahmt in den Organen der Angreifer Östrogenwirkungen nach und senkt den Spiegel des männlichen Sexualhormons Testosteron.

Das brachte die Wissenschaft auf die Idee, bei Mangel an Östrogenen die auftretenden Wechseljahrbeschwerden mit Isoflavonen der Sojapflanze zu behandeln – so wie es die Natur in Asien der Wissenschaft seit Menschengedenken bereits vormacht.

Schützende Soja-Effekte

Die Sojabohne besteht wie jede Pflanze überwiegend aus Eiweiß, das in diesem Fall außerordentlich hochwertig ist. Diese große Nährstoffgruppe ist den Kohlenhydraten und Fetten zumindest ebenbürtig, denn bei höchster Qualität ist sie Garant für großartige bioaktive Leistungen.

Eiweiße mit der wissenschaftlichen Bezeichnung Proteine sind der umfassendste Baustoff der Natur. Auch unser Organismus besteht zu einem Fünftel aus solchen Molekülen. Das verdient eine nahere Betrachtung. Denn jedes Eiweiß ist selbst aus genialen Bausteinen konzipiert, im Wesentlichen aus Aminosäuren. Jede einzelne Zelle, unsere Muskeln, die Gewebe, die Gefäßwände – sie alle sind daraus zusammengesetzt. 21 dieser Bausteinketten spielen in unserem Organismus eine essenzielle Rolle, weitere rund 400 Aminosäuren unterstützen ebenfalls mit biologisch wirksamen Funktionen.

Ein Beispiel für die Bedeutung der Eiweiße: Der durch seinen winzigen Eisengehalt rot gefärbte Blutbestandteil Hämoglobin besteht zu 99 Prozent aus Eiweiß und gewährleistet den Transport von Sauerstoff durch unsere Blutbahnen. Auch das Immunsystem mit Abwehrzellen fußt auf Proteinen.

Ein wichtiger Prozess aller Reparaturen und jeder Regeneration ist die Neubildung von Eiweiß aus den Aminosäuren. Das geschieht in jeder Zelle entsprechend den beteiligten Erbinformationen.

Der gesunde menschliche Körper enthält in jedem Augenblick etwa 120 bis 130 Gramm frei verfügbare Aminosäuren. Aus diesen Grundbausteinen bildet der Körper in vergleichbaren Prozessen seine Hormone, die Neurotransmitte als Botenstoffe des Nervensystems, sowie Enzyme, das sind weitere Substanzen mit chemischen Wirkungen. Auf diese Weise geben Aminosäuren den Zellen eine Struktur, und gleichzeitig leisten sie eine Vielzahl spezieller Funktionen, wie den Transport von Nährstoffen zu den Zellen und Speicherung der Überschüsse.

Doch es gibt eine Schattenseite.

Eiweiße sind permanent von Zerstörung durch reaktive Sauerstoffspezies, so genannte freie Radikale, bedroht. Diese Oxidationsprozesse erfassen vor allem unmittelbar deren Aminosäuren. Wenn unsere Immunsysteme solche Defekte an den Aminosäuren nicht repariert können, entstehen in einem Gewebe oder in einem Organ gehäuft beschädigte Zellen. Diese Akkumulation kann Alterungsprozesse des Körpers erklären. Das ist vermutlich der Zustand, mit dem Millionen unserer

Mitmenschen zurechtkommen müssen.

Durch den Verzehr pflanzlicher Eiweiße, die wir zur Herstellung unserer Zellen verwenden, importieren wir also ein Risiko.

In diesem Punkt zeichnet sich Sojaeiweiß durch eine sehr günstige Besonderheit aus. Seine Aminosäuren sind durch Sauerstoffradikale weniger leicht zu beschädigen. Dieser Schutz überträgt sich auf jede Zelle, die unter Verwendung von Soja-Aminosäuren entsteht. Das bedeutet, dass nach Sojaverzehr Organen vorzeitige Alterungsveränderungen eher erspart werden. Sie bleiben länger jugendlich. Bei Versuchen mit Mäusen und Ratten, die in hohem Maße mit Sojaprodukten gefüttert wurden, konnte sogar die Lebenszeit der Tiere nachweisbar verlängert werden.

Die weltweite Lovestory mit Soja verspricht jedoch nicht unbedingt ein Happyend. Denn es gibt auch besonders wirksame natürliche Pflanzenschutzmittel gegen Schädlinge in diesem Gewächs. Sie heißen Lektine und Phytate und werden – falls noch vorhanden - nach Verzehr auch in unserem Körper aktiv. Sie können die Tätigkeit der Verdauungsorgane behindern. Traditionell wurden solche pflanzliche Schadstoffe früher durch Bakterieneinwirkung fermentiert oder durch Wässern und Einweichen zum Teil entfernt. Doch moderne Methoden der Sojabehandlung reduzieren diese Problematik kaum.

Diese negative Eigenschaft kommt in populären Ernährungsberichten kaum vor. Schon 2005 warnte die Ernährungswissenschaftlerin und Sojaforscher Dr. Kaayla T. Daniel: „Traurigerweise hat Big Business sich widerrechtlich dieses großen Traums bemächtigt. Das gesunde vollwertige Soja vergangener Generationen wurde durch industrielle Ersatzprodukte verdrängt. Von ihrem regelmäßigen Verzehr in großen Mengen wird abgeraten."

Neben Isoflavonen und Flavonen haben auch Lignane als Phytohormone nach Verzehr gesundheitliche Wirkungen. Den höchsten Gehalt finden wir mit großem Abstand im Leinsamen und in Kürbiskernen, gefolgt von Oliven, Brokkoli, Nüssen und Roggen.

Rotklee sogar wirksamer als Soja

In der grünen Apotheke gibt es Alternativen zu dem Sojaeiweiß, wie es uns heute angeboten wird. Auch die in Europa, Nordasien und Zentralafrika heimische Pflanze, die wir Rotklee nennen und in der Landwirtschaft als Futtermittel schätzen, hat eine lange Vergangenheit als Naturheilmittel.

Chinesen nutzten seinen Milchsaft gegen Erkältungen. Der römische Schriftsteller Plinius der Ältere pries den Wurzelextrakt gegen Nierensteine und Bauchwassersucht. Mönche des Mittelalters erblickten in der dreiblätterigen Erscheinung ein christliches Symbol der Dreieinigkeit. Tee aus aufgebrühten Kleeblüten wurde vor etwa 100 Jahren in mehreren Teilen der Welt gegen Krebserkrankungen getrunken. Deutsche Mennoniten brachten die Heilpflanze nach Nordamerika und Südamerika. Wegen der vermuteten Wirkungen der Blutverdünnung war es auch ein Mittel der Volksmedizinen gegen Herzerkrankungen, Lungenleiden und andere schwere Krankheiten.

Die Anwendungen waren einfallsreich. Mit frischen Blüten wurden Insektenstiche behandelt. Tinkturen wurden eingenommen oder verdünnt zum Benetzen von entzündeten Augen verwendet. Gegen Gicht und Arthritis sollten Kleekompressen helfen. Für die Herstellung von Salben wurden Blüten 48 Stunden lang bei niedriger Hitze gekocht.

Erst in jüngster Zeit hat die Forschungsgruppe „Klimakterium" aus Experten der Frauenheilkunde, der Pharmakologie und Pharmakognosie an der Wiener Universität herausgefunden, dass die Blätter des Rotklees etwa zehn Mal mehr Isoflavone aufweisen als Soja. Sie verteilen sich in einzigartiger Kombination auf vier bedeutende Untergruppen, Genistein, Daidzein, Biochanin A und Formonetin, während Soja nur zwei besitzt. Durch diese Eigenschaften sind die Rotklee-Phytoöstrogene besonders bioverfügbar.

Rotklee ist sehr eiweißreich, was ihn als Futtermittel so wertvoll macht, und enthält weitere ebenfalls wertvolle pflanzliche Mikronährstoffe wie Magnesium, Calcium, Kalium, Niacin, Thiamin und Vitamin C. Auch die Salizylsäure und weitere Säuren sind erwähnenswert. Aus der Zimtsäure entsteht der Aromastoff Cumarin, das für den typischen Heugeruch von trockenem Gras verantwortlich. Diese Substanz ist ein Blutverdünner, weshalb die Gabe von Rotklee mit der Einnahme von blutverdünnenden Medikamenten nicht vereinbar ist.

2007 nahmen für eine Studie an der Universitätsklinik für Frauenheilkunde in Wien 180 menopausale Patientinnen 25 Wochen lang täglich 80 Milligramm pharmazeutisch reinen Rotklee-Extrakt ein. Studienleiter Dr. Martin Imhof zog eine positive Bilanz: „Der Extrakt hatte einen signifikant positiven Einfluss auf alle Symptomatiken der Probanden. Während Hitzewallungen und Schweißausbrüche zurückgingen, verbesserten sich gleichzeitig Konzentration, Stimmung und Schlafverhalten". In einer weiteren Anwendung war Rotklee bei 84 Prozent der Testpersonen mit klimakterischen Beschwerden erfolgreich. Auch Verbesserungen der Gefäßgesundheit und des Knochenstoffwechsels wurden erzielt.

In Laborversuchen erwiesen sich diese Pflanzenhormone in Zellkulturen als sehr vielseitig aktiv. Sie entwickeln Anti-Krebs-Effekte, Anti-Viren-Wirkungen und hemmen Entzündungsprozesse. Sie schützen und stabilisieren Zellen der Nervensysteme und der Knochenmasse.

Studien erheben die Rotkleemoleküle in den Rang eines Multitalents und bescheinigen eine Reihe von Gesundwirkungen, die sonst von unseren Hormonen zu erwarten wären: genereller Zellschutz vor oxidativem Stress und Beschädigung der Erbinformationen, Entzündungshemmung, Blutreinigung, Blutflussverbesserung, Cholesterinsenkung, Erhalt der Knochensubstanz, und im männlichen Körper den Schutz vor Prostata-Erkrankungen.

In Berichten wird wörtlich erwähnt …

… fördert die Durchblutung sämtlicher Körpergewebe

… begünstigt die Weitstellung der Venen

… normalisiert den Cholesterinspiegel

… steuert die Calcium-Einlagerung in den Knochen

… erhöht die Konzentrationsfähigkeit

… unterstützt einen gesunden Schlaf

… wirkt stimmungsaufhellend

… verbessert das Hautbild.

Die Haut erhält durch die Rotklee-Isoflavone einen wahren Anti-Aging-Effekt und wird weich, glatt und geschmeidig.

Für milde bis mittelschwere Beschwerden

Pflanzenhormone wirken nicht nur im eigenen Lebensbereich, sondern haben auch auf ihr Umfeld zielende Eigenschaften. Von der Evolution wurden sie ebenso zum nachhaltigen Schutz vor deren Fressfeinden konzipiert.

Wie Schlüssel, die in ein Schloss passen, besetzen sie außen an den Zellen von Pflanzenschädlingen spezielle Rezeptoren für Fertilitätshormone. Als endokrine Disruptoren, also Unterbrecher, und sperren sie durch ihre Anwesenheit deren tatsächlichen, viel stärkeren eigenen Botenstoffe aus. Sie wirken dadurch, weil sie die echten Hormone verdrängen, abschwächend anti-östrogen. Auf diese Weise stören sie eine Fortpflanzung der Schädlinge.

Verblüffender Weise kann der gleiche Mechanismus jedoch hormonverstärkend wirken, sobald an demselben Rezeptor ein besonderer Mangel besteht. Sollte nämlich im betroffenen Organismus gar keine eigene Hormonwirkung mehr vorhanden sein, löst die Besetzung des freien Rezeptors immerhin durch das mild wirkende Phytohormon umgekehrt jetzt einen östrogenen Effekt aus. Es imitiert die Funktionen des fehlenden eigenen Hormons. Zwar schwach, aber immerhin.

Genau das ist die Absicht der Frauenmedizin, wenn Phytoöstrogene zur Behandlung von milden bis mittelschweren Wechseljahrbeschwerden verschrieben werden.

Pflanzenhormone besitzen von Natur aus nur einen winzigen Bruchteil der Wirksamkeit von menschlichen Hormonen, und zwar reduziert um den Faktor 100 bis 10.000. Wir können sie jedoch in pharmazeutisch rein hergestellten Nahrungsergänzungsmitteln in für uns wirksamen Mengen aufnehmen, was schließlich zu einer funktionellen Konzentration führt.

Seinen Östrogenen bietet der menschliche Organismus zwei Arten von Andockstellen an. Eine findet sich an den Fortpflanzungsorganen, eine andere an den Zellen der Knochen und Gefäße. Die gleichen Bindungsstellen sind auch für pflanzliche Moleküle mit hormonähnlichen Wirkungen geeignet.

Phytohormone regulieren dort nicht nur Hormonspiegel. Sie eignen sich erfreulicherweise sogar zum Abbau von Risiken ab, die Frauen nach der Menopause drohen. Diese Gefahr hängt mit den beiden sehr unterschiedlichen Hauptaufgaben der körpereigenen Östrogene zusammen. Der weibliche Organismus verwendet sie entweder für das Allgemeinwohlsein oder, nach Modifikation, bei Bedarf für die Reproduktion.

In den Wechseljahren und unmittelbar danach wäre die gedankenlose weitere Versorgung mit den das Wachstum fördernden Hormoneffekten auf das Fortpflanzungssystem mit Risiken behaftet. Steigende Krebszahlen in der zweiten Lebenshälfte der Frau belegen, dass diese Gefahr grundsätzlich besteht.

Ein Ausgleich des Hormonmangels durch Verschreibung von Östrogenen ist deshalb nur gerechtfertigt, wenn durch die Wiederherstellung früherer Hormonverhältnisse nicht gleichzeitig in der Brust und in der Gebärmutter eine keinesfalls gewollte Zellvermehrung begünstigt wird. Theoretisch könnte die Wiederherstellung früherer Hormonverhältnisse das ermöglichen.

Hier hat die grüne Apotheke der Natur ihren großen Auftritt: In den pflanzlichen Isoflavonen entdeckte die Präventionsmedizin wahrlich günstige Östrogenmoleküle mit Zielwirkungen vor allem in den Knochen und in den Blutgefäßen und kaum in den Geweben mit starker Neigung zu einer Krebserkrankung.

Untersuchungen zeigen, dass mit der frühen Zufuhr von Pflanzenhormonen konkret das höhere Brustkrebsrisiko in dieser Lebensphase zurückgeht.

Anti-Aging-Mediziner befürworten jedoch nicht, dass diese Maßnahmen auch noch ein oder zwei Jahrzehnte nach Eintritt in die Wechseljahre gestartet werden. Zur Erinnerung: Zu diesem späten Zeitpunkt sind Verhärtungen der Gefäßwände, Kalkansammlungen und weitere gefährliche Belastungen als Folge eines langen Hormondefizits bereits sehr wahrscheinlich, und unter diesen schlechteren Voraussetzungen überwiegen unerwünschte Wirkungen die erhofften Vorteile.

Besonders gut erforscht ist der Mechanismus durch die pflanzlichen Phytoöstrogene der Futterpflanze Rotklee. Diese Hülsenfrucht aus der Familie der Schmetterlingsblütler setzt ihre einzigartige Kombination von vier Isoflavonen wahrlich genial ein. Nach Verzehr greifen sie gemeinsam im weiblichen Organismus regulierend in die Leistungen des Hormonsystems ein. Wieder entscheidet der Umstand, ob der Spiegel der eigenen weiblichen Botenstoffe hoch oder niedrig ist, konkret ihre Wirkung.

Ist die Östrogenintensität bei der Frau in den Wechseljahren gering, haben die Rotklee-Isoflavone keinerlei hemmenden Eigenschaften, sondern sie agieren schlicht an Stelle der fehlenden Botenstoffe. So wird der bestehende Mangel verringert oder sogar voll ausgeglichen.

Was dann geschieht, darf als intelligent sehr selektiv bezeichnet werden.

Die Rotkleehormone im Körper der Frau in den Wechseljahren besetzen vorrangig bestimmte Sensorzellen außen an einer Zelle, die mit den Organen des Herz-Kreislauf-Systems und der Knochenstruktur kooperieren. Sie heißen Beta-Rezeptoren. Unaktiviert bleiben die Alpha-Rezeptoren. Das ist sehr gut, denn sie würden auch Impulse in das Gewebe der Brust und der Gebärmutter weiterleiten.

Bei manchen Frauen spielen in der Frühphase der Wechseljahre die verbliebenen eigenen Östrogene eine sehr beherrschende Rolle, weil bereits das regulierende Progesteron fehlt, was die Frau vermutlich gar nicht zur Kenntnis nimmt. Man spricht von einer Östrogendominanz. Unter diesen Umständen erzeugen die hormonell agierenden Rotkleemoleküle im Körper eine anti-östrogene Wirkung. Das geschieht, weil sie zwar die für dieses Hormon geeigneten Bindungsstellen besetzen, aber nur einen geringen Effekt auslösen. Gleichzeitig hindern sie das wesentlich stärkere körpereigene Östrogen am Andocken.

Zu beachten ist, dass unter Umständen Antibiotika in diesen sensiblen Aktivitäten als Störfaktoren auftreten. Wenn wir Phytohormone einnehmen oder verzehren, nehmen wir die pflanzlichen Stoffe nämlich in einer Vorstufe zu uns. Sie muss im Magen-Darm-Trakt erst durch günstige Keime verstoffwechselt und in wirksame hormonaktive Substanzen umgewandelt werden. Das setzt jedoch eine gesunde Darmflora voraus, mit deutlich mehr günstigen als schädlichen Bakterien.

Studien zeigen, dass ungesunde Verhältnisse im Verdauungsbereich – entweder chronisch oder aktuell beispielsweise durch Antibiotika herbeigeführt - diesen Umwandlungsprozess hemmen, indem bestimmte dafür notwendige Enzyme nicht gebildet werden.

Wann Hormone, wann Phytohormone?

Seit der Urzeit übernimmt der Mensch durch Verzehr von Pflanzen die wundersamen Fähigkeiten aller ihrer Mikronährstoffe, allerdings die längste Zeit, ohne von diesen Wirkungen die leiseste Ahnung zu haben. Doch die von der Evolution für die Pflanzenwelt entwickelten Phytohormone sind zu schwach für östrogenähnliche Resultate, wie der menschliche Organismus sie während der Fortpflanzungsphase braucht.

Deshalb wurde unser Organismus mit Drüsen ausgestattet, in denen spezielle Zellen diese Botenstoffe artgerecht und sehr zahlreich produzieren und freisetzen. Ihre stärkste Zeit erleben sie im frühen Erwachsenenalter. Doch auch Drüsen sind alternde Organe, gefolgt von einem mehr oder weniger stark ausgeprägten Rückgang ihrer Leistung. Ohne Ausgleich droht ein jahrzehntelang anhaltender Hormonmangel.

Hier hat die Präventivmedizin individuell konzipierte Angebote.

Eine menopausale Hormontherapie mit Östrogenen allein oder in Kombination mit anderen Wirkstoffen ist angebracht, wenn schwere Formen von Wechseljahrbeschwerden rasch gemildert werden müssen. Hormone können pflanzlicher oder anderer biologischer Herkunft sein.

Phytohormone haben das Potenzial, bei leichten bis mittelschweren klimakterischen Beschwerden eine hilfreiche Alternative zu sein. Das Spektrum an Nebenwirkungen ist geringer.

Der Einsatz von Hormonen unterliegt bei uns der Kontrolle durch die Ärztin oder den Arzt, da die Botenstoffe das Stoffwechselgeschehen beeinflussen und schon kleine Mengen sehr wirkaktiv sein können. Beim Hormonersatz sind unerwünschte Nebenwirkungen denkbar.

Spät hat sich die Europäische Behörde für Lebensmittelsicherheit, die European Food Safety Authority, EFSA, mit diesen, für die Frauengesundheit zum Ausgleich von Hormonmangel nach der Menopause eminent wichtigen Überlegungen mit möglichen Auswirkungen auf die Brustdrüse, auf den Gebärmutterkörper und auf die Schilddrüse befasst. 2015 publizierte die als streng beurteilte und von Beamten und Vertretern der Lebensmittelindustrie keinesfalls bürgernah geprägte Behörde ihre Einschätzung. Sie bewertete 100 Milligramm Isoflavone aus Sojapflanzen täglich als sicher. Für stärker wirksame Isoflavone aus Rotklee legte die EFSA die Messlatte niedriger auf nur 43,5 Milligramm pro Tag. Auch das Bundesinstitut für Risikobewertung - es ist angesiedelt im Geschäftsbereich des Bundesministeriums für Ernährung und Landwirtschaft und propagiert wie ein Mantra, dass unsere Nahrung ausreichend und gesund ist – schloss sich dieser Empfehlung an.

Auf den Punkt gebracht: Für gesunde Frauen ist die Aufnahme von Isoflavonen in bestimmten Mengen also offenbar sicher.

Östrogene und die Bandscheiben

In der ersten Lebenshälfte ist der Abbau an Bandscheibenmasse bei Männern deutlich stärker als bei Frauen. Das ändert sich mit der Menopause, wie eine gemeinsame Studie von Wissenschaftlern aus medizinischen Universitäten in Peking, Singapur, Zhejian und Washington D.C. im Juni 2017 zeigte: Verglichen wurden in der Zeitschrift „Menopause“ Daten von 1.382 männlichen und 1.566 weiblichen Testpersonen. Insgesamt 15 Jahre lang seit dem Eintritt der Menopause hatten die Frauen eine deutlich stärkere Tendenz zum Abbau von Bandscheiben, sowohl verglichen mit Männern wie mit Frauen vor und zu Beginn der Wechseljahre. Am deutlichsten durch Magnetresonanzmessung darstellbar waren die Schädigungen im Lendenbereich, an der Bandscheibe zwischen den beiden obersten der fünf Lendenwirbel, L1 und L2. Die Mediziner vermuteten, dass ein Mangel an Östrogenen der wesentlichste Risikofaktor ist.

Östrogene und Infektionen

Unter Hormonmangel verschlechtert sich die Durchblutung der Haut und des Bindegewebes, wodurch sich die Zellerneuerung verlangsamt. Denn Östrogene aktivieren über Rezeptoren natürliche Prozesse in der Haut. Auch im Bereich der Sexualorgane wird die Haut dünner und empfindlicher. Ein natürlich saurer pH-Wert zwischen 3,5 und 4,5 schützt vor Krankheitserregern, doch jetzt steigt der Wert, und Bakterien können sich verstärkt vermehren. Unter diesen Umständen reicht der generell milde Hormonersatz per Hautpflaster nicht für eine Bekämpfung der Infektion aus. Die Ärztin oder der Arzt können die genaue Ursache ermitteln. Liegt den Beschwerden ein Östrogenmangel zu Grunde, können per Zäpfchen oder Creme Wirkstoffe lokal angewendet werden.

Nicht-hormonelle Alternativen

Einige Vertreter verschreibungspflichtiger Medikamente können im Off-Label-Einsatz auch bei menopausalen Symptomen Besserung bringen.

Zu nennen sind in erster Linie Selektive Serotonin-Wiederaufnahme-Hemmer, kurz SSRI, die für eine Erhöhung des Spiegels des verfügbaren Glückshormons Serotonin sorgen. Wirksam werden schon Dosierungen im Einsatz gegen Depression. Sie haben im Vergleich zu anderen Antidepressiva geringere Nebenwirkungen.

Auch Arzneien aus der Gruppe der verschreibungspflichtigen Antikonvulsiva gegen Anfälle werden eingesetzt. Sie hemmen die Weiterleitung von Erregungen im Zentralen Nervensystem.

„Isoflavone haben die geniale Fähigkeit, dass sie den Abbau des Östrogens in die günstige Schiene des Wohlbefindens fördern“

Gespräch mit Universitätsprofessor DDr. Johannes C. Huber, Universitätsfrauenklinik Wien, Gynäkologische Endokrinologie, AKH Wien. Mit freundlicher Genehmigung Nachdruck aus der Zeitschrift „Anti-Aging News“ (2011):

Herr Professor, Sie bezeichnen den Wunsch vieler Frauen, Wechseljahrbeschwerden zunächst mit pflanzlichen Mitteln zu bekämpfen, aus wissenschaftlicher Sicht als gerechtfertigt. Warum?

Professor DDr. Huber: Grundsätzlich sollte man Produkte aus dem Königreich der Pflanzen nicht ironisieren und auch nicht bagatellisieren. Denn wir dürfen nicht vergessen, dass die erfolgreichsten Medikamente der Medizin aus dem Pflanzenreich und aus dem Naturbereich gekommen sind. Denken Sie an das Aspirin aus Weidenrinde, an die Salizylsäure, denken Sie an das Penicillin aus Pilzen, es ist mehr oder weniger auch ein Naturprodukt, denken Sie an das jetzt neue Taxol, das Antikrebsmittel – es ist aus einer Eibe gewonnen worden. Also, man muss sich hüten, etwas nicht ernst zu nehmen, nur weil es nicht von einem großen Pharmakonzern oder irgendeiner Company kommt. Wenn die Mutter Natur über Millionen von Jahren etwas entwickelt, dann ist es wahrscheinlich besser, als wir das könnten.

In einer Metaanalyse haben Sie und Professor Dr. Sepp Leodolter an der Universität-Frauenklinik in Wien die zahlreichen Studien über Isoflavone verglichen und neu analysiert.

Professor DDr. Huber: Professor DDr. Huber: Die Wissenschaft hat es sich zur Aufgabe gemacht, auch Substanzen, die sich seit Jahrtausenden bewähren, mit modernsten Mitteln noch einmal zu untersuchen, zum Beispiel um den Wirkmechanismus besser zu erkennen oder Nebenwirkungen besser abschätzen zu können.

Was ist das Faszinierende an Isoflavonen?

Professor DDr. Huber: Isoflavone

sind Substanzen, die einerseits in der alten Kulturpflanze Soja enthalten sind oder im Rotklee. Und vor allem von Soja weiß man, dass es sehr viele Benefizien hat. Das ist zunächst ein Argument aus der Beobachtung. Wenn Tausende Jahre hindurch Milliarden von Menschen Soja verzehren und man dort in diesen Gebieten weniger Mammakarzinome, weniger Prostatakarzinome - signifikant weniger! - findet, und dann Menschen aus Asien nach Hawaii auswandern und dort kein Soja mehr essen und dort plötzlich so erkranken wie die dortige Bevölkerung, so wird auch der nicht gebildet medizinische Beobachter sich mit der Ernährung befassen. Und diesen Zusammenhang hat jetzt die moderne Wissenschaft bewiesen, beziehungsweise sehr schön nachvollzogen.

Sie haben in dem sehr angesehenen Wissenschaftsjournal „Fertility And Sterility" Erstaunliches publizieren können ...

Professor DDr. Huber: Man weiß zunächst von der molekularphysiologischen Seite, dass Isoflavonc in der Lage sind, den Abbau oder die Weiterverwertung von Östrogen und Progesteron im Körper zu modifizieren und zu verändern. Das Östrogen der Frau, das sie im Eierstock bildet oder auch zuführt, kann entweder für die Fortpflanzung verwendet werden oder für das normale Allgemeinbefinden. Für die Fortpflanzung wird das Östrogen in Metabolite, das heißt also in andere Verbindungen umgewandelt, die natürlich sehr das Wachstum fördern, in der Brust, in der Gebärmutter, weil die Schwangerschaft braucht viel Wachstum. Bis zu einem gewissen Grad wird dann der Organismus der Frau in der zweiten Lebenshälfte, wo sie nicht mehr fortpflanzen muss, belastet, wenn sie mit diesen Metaboliten, mit diesen weiteren Produkten des Östrogens in Kontakt kommt.

Wie unterstützen Isoflavone die Gesundheit der Frau?

Professor DDr. Huber: Das Östrogen kann erfreulicherweise auch in eine zweite Schiene umgebaut werden, die nicht mit der Fortpflanzung assoziiert ist, sondern die nur für das Wohlbefinden der Frau verantwortlich ist. Das sind Östrogene, die bis zu einem gewissen Grad beruhigen: zum Beispiel das 2-Hydroxy-Östrogen, das die Proliferation der Zellen nicht fördert, das auch nicht die Anti-Apoptose stimuliert – also nicht den natürlichen, notwendigen Zelltod hemmt. Wenn eine Frau jetzt fünfzig ist, braucht sie normalerweise nicht mehr diese aggressiven und die stark stimulierenden Östrogene für die Fortpflanzung, sondern sie braucht die, die auf das Wohlbefinden zielen. Und diese Isoflavone haben nun die geniale Fähigkeit, dass sie den Abbau des Östrogens in die günstige Schiene des Wohlbefindens fördern und in die ungünstige Schiene, die für die Fortpflanzung verantwortlich ist, unterbinden. Sowohl das eigene Östrogen als auch jenes, das man zuführt. Das erklärt auch ein Phänomen, das man ja schon seit langem von den Schafzüchtern kennt: Wenn Schafe trächtig sind und auf einer Rotkleewiese weiden, dann abortieren sie alle, weil auch bei den Schafen das Östrogen in die eine oder andere Richtung umgebaut werden kann, und die Isoflavone im Rotklee verhindern, dass die aggressiven Östrogene entstehen, die für die Fortpflanzung benötigt werden. Für die Frau mit fünfundfünfzig, sechzig ist sehr wichtig, in welche Richtung der Körper die Östrogene umbaut.

Konnten Sie das wissenschaftlich genau dokumentieren?

Professor DDr. Huber: Diesen Umbauprozess beeinflussen Isoflavone, und deshalb kann man sie als Enzymmodulatoren bezeichnen. Sie beeinflussen die Gene, die an der Entsorgung des Östrogens beteiligt sind: Gene mit den Bezeichnungen CYP 1A1 und CYP 1B1. Es sind Enzyme, die das Östrogen entweder für die Fortpflanzung oder nur für das Wohlbefinden teilen, dividieren, skelettieren. Das Gleiche gibt es auch beim Progesteron. Auch das Progesteron kann in eine aggressive Form weiterverwertet werden oder in eine eher beruhigende. Und auch da ist das Isoflavon über die 5-alpha-Reduktase-Hemmung sehr hilfreich. Das weiß man jetzt von Seiten der Molekularbiologie, und da gibt es auch sehr gute Arbeiten.

Welches Ergebnis hat Ihre Meta-Analyse erbracht?

Professor DDr. Huber: Über diese metabiologischen Veränderungen wurden große epidemiologische Studien gemacht. Man war natürlich neugierig, ob diese Interpretationen bestätigt werden. Zwei Untersuchungen wurden im „Journal For Clinical Oncology“ veröffentlicht – eine Zeitschrift von hohem Standard. Eine Studie untersuchte Frauen aus Holland und Israel, die andere Frauen aus Singapur, also völlig unterschiedliche genetische Populationen. Beide Resultate zeigen sehr schön: Je höher der Isoflavonspiegel im Blut ist, umso geringer ist die Wahrscheinlichkeit der Frau, dass sie an Brustkrebs erkrankt. Diese Erkenntnisse sind in erster Linie für das Verhindern von Brustkrebs interessant. Und deshalb kann man als Wissenschaftler schon sagen: Das ist ein ganz wichtiger Punkt, das sind wichtige Erkenntnisse. Das sind sauber gemachte Case Control Studies. Und genau diese Aussage deckt sich mit unserer Metaanalyse, also mit einer übergeordneten Auswertung, die in „Fertility And Sterility“ erschienen ist. Das ist im Fach der Frauenheilkunde das höchst gerankte Journal, wo es gar nicht so einfach ist, als Österreicher etwas zu publizieren. Auch unsere Metaanalyse, wo alle Arbeiten über Isoflavone und Krebs gewichtet wurden, zeigt: Es ist nicht so, wie viele Gegner der Isoflavone sagen, dass das Krebsrisiko steigt. Sondern wir haben gesehen, es kommt insgesamt nicht zu einer Belastung, und die zwei zitierten Arbeiten belegen sogar, dass Isoflavone schützen.

Bedeutet das grünes Licht für diese pflanzlichen Inhaltsstoffe in den Wechseljahren?

Professor DDr. Huber: Wir haben auch über die Wirksamkeit der Isoflavone eine Meta-Analyse gemacht und sie ebenfalls in „Fertility And Sterility" publiziert. Zwei Ergebnisse sind besonders aufgefallen: Einmal, dass leichte und mittlere menopausale Beschwerden tatsächlich mit Isoflavonen gut zu behandeln sind. Allerdings, man muss gleich anfangen, wenn die Beschwerden auftreten. Also, Jahrzehnte später wirkt es nicht mehr so stark. Aber wenn man gleich beginnt, sprechen leichte bis mittlere menopausale Beschwerden sehr gut an.

Welche Beschwerden?

Professor DDr. Huber: Hitzewallungen, Schlaflosigkeit, Unruhe – die klassischen.

Und Sie haben noch etwas herausgefunden?

Professor DDr. Huber: Das zweite Ergebnis betrifft den Knochen der Frau in dieser Lebensphase. Da gibt es natürlich Zusammenhänge mit Vitamin D. In diesem Punkt haben Isoflavone einen günstigen Einfluss auf das Vitamin D. Sie verhindern, dass dieses Vitamin zu schnell abgebaut wird, und damit stärken auch diese Isoflavone das Vitamin D. Und damit den Knochen.

Was geschieht mit Östrogenen, die aus der Umwelt auf uns einwirken?

Professor DDr. Huber: Über hormonelle Einflüsse aus dem Environment, also künstliche Östrogene, erschien vor einiger Zeit eine Publikation mit der Frage: „Schwimmen wir alle in einem Ozean von Östrogenen?" Da haben Isoflavone einen protektiven Einfluss. Die Umweltnoxen gehen meistens über den Östrogenrezeptor Alpha. Die Isoflavone besetzen den Rezeptor Beta und sind in der Lage, den Effekt östrogenaktiver Umwelthormone zu antagonisieren. Damit schützen diese Isoflavone zu einem gewissen Grad, zumindest laut Ergebnissen des Labors und der Molekularbiologie, in dieser Hinsicht vor den so genannten endocrine Disruptors des Environments.

Hormone denken mit

Ähnlich dem Herzen wird auch das Gehirn der Frau im Sinne der Evolution stärker geschützt als diese beiden Organe im männlichen Körper. Bereits Schulnoten belegen bessere kognitive Leistungen von Mädchen in Bezug auf Orientierung und Merken, und die weiblichen Sexualhormone und günstigere Blutgerinnungsfaktoren wirken im Zentralen Nervensystem aus Gehirngeweben und Rückenmark schützend auch über die reproduktionsfähigen Jahre hinaus.

Durch die um fünf Jahre längere Lebensspanne erkranken letztlich zwar mehr Frauen als Männer im Alter an Alzheimer, grundsätzlich sind sie jedoch im Vergleich zum anderen Geschlecht stärker fähig, unter Stress und anderen Belastungen ausgewogener zu denken und zu handeln.

Wieder fällt Östrogenen die wichtigste Rolle zu. Sie beeinflussen die Tätigkeit der Nervenzellen günstig und haben neuroprotektive, also schützende Wirkungen.

Das Hormon Östrogen unterstützt im weiblichen Gehirn die Merkfähigkeit besser als beim Mann. Dafür führt der Autor von mehr als 500 wissenschaftlichen Arbeiten, Universitätsprofessor DDr. Johannes C. Huber, ein ziemlich einleuchtendes Beispiel an: Unter den Menschen, die das Telefonbuch von New York City frei zitieren können, sind mehr Frauen als Männer.

Eine immens wichtige Funktion üben Östrogene als Gehirnretter im höheren Alter aus. Diese Aussage wird von unterschiedlichen Versuchen gestützt. Amerikanische, Schweizerische und japanische Wissenschaften entdeckten übereinstimmend in den Gehirngeweben von an Alzheimer verstorbenen Patientinnen um 85 Prozent extrem niedrigere Spiegel dieses Geschlechtshormons im Vergleich mit Gesunden.

Das hat unmittelbare Folgen. Nach der Blockade der Östrogenproduktion im Gehirn von Versuchstieren bildeten sich in den grauen und weißen Zellen bei Mäusen und Ratten die für diese Demenzerkrankung typischen Proteinablagerungen bereits mit sechs Monaten statt üblich mit zwölf. Deshalb wird ein direkter Zusammenhang mit einem Östrogenmangel vermutet.

Auch für Progesteron ist das Zentrale Nervensystem ein markantes Zielorgan. Wieder bestätigen Wissenschaftler einen hormonellen Nervenschutz, dazu auch eine Rolle in der Entstehung neuer Gehirnzellen, was vor wenigen Jahrzehnten noch völlig geleugnet wurde. Auch besondere Aktivitäten der Gehirnregionen werden durch Progesteron und Pregnenolon moduliert. Reaktionen auf Stress, kognitive Leistung, Stimmung und das Belohnungsverhalten werden normalisiert. Pharmazeutisch ist eine beruhigende und Angst auflösende Wirkung durch die Gabe von Progesteron zu erwarten. In der praktischen Frauenmedizin wird Progesteron abends gegen Schlafprobleme verabreicht.

Einen bizarren Beitrag zum Verständnis der Rolle von Progesteron steuert die Unfallmedizin bei. Bei Hirnverletzungen entscheidet die Zyklusphase die mögliche Heilung und Regeneration mit. Wenn der Spiegel des Progesteron gerade besonders hoch ist, in der zweiten Phase, sind die Voraussetzungen für eine rasche Genesung besser.

Die auffallend hohe medikamentöse Hilfe für die gestresste, beunruhigte oder depressiv gestimmte Frau ist kein Widerspruch zu diesen Erkenntnissen. Den etwa 20 Millionen Einheiten an Psychopharmaka für männliche Patienten jährlich in Deutschland steht das doppelte Volumen für Frauen gegenüber. Einen Hinweis auf geschlechtlich begründete Einflüsse liefert die Tatsache, dass der Verbrauch um die Lebensmitte rasant ansteigt. Um die Menopause können relativ gesehen die zehnfachen Werte an Tablettenkonsum ermittelt werden.

Es ist eine Lebensphase, in der die Gehirnaktivitäten der Frau meistens besonders stark in Anspruch genommen werden. Die Wissenschaft verweist auf das Leere-Nest-Syndrom nach dem Auszug von Kindern, auf Veränderungen der Beziehung zum Partner – der, sofern er männlich ist, mit großer Wahrscheinlichkeit selbst eine besondere Form von Wechseljahren erlebt, und auf mögliche Stressbelastungen in der Arbeitswelt.

Auffallend viele Frauen müssten und könnten objektiv eine sehr gute Schicksalsbilanz ziehen und entwikkeln trotzdem Symptome von Depression. In diesen Fällen bleibt fast nur der Hormonmangel als reale Erklärung.

Ein interessantes Studienergebnis steuerte die University of Regina in der kanadischen Provinz Saskatchewan bei der Jahrestagung der The North American Menopause Society im November 2017 bei. 172 gesunde Frauen kurz vor oder nach der Menopause erhielten ein Jahr lang vorsorglich entweder eine Östrodialgabe per Hautpflaster plus mikronisiertes Progesteron per Injektion ins Muskelgewebe – oder nur ein Plazebopräparat ohne Substanzen. Aus der Echtgruppe entwickelten 17 Prozent signifikante Symptome von Depression. Unter den Scheinbehandelten waren es 32 Prozent

Wieder ist intelligentes Teamwork doppelt lohnend. Wesentliche Partner der weiblichen Sexualhormone im Frauenhirn sind der Neurotransmitter Acetylcholin und das Mineral Calcium. Höhere Östrogenspiegel unterstützen die Versorgung ewig hungernder Nervenzellen auch ausreichend mit Glucose, also Zucker.

Dass die Geschlechtshormone auch in Organen ohne unmittelbaren Zusammenhang zu Fruchtbarkeit und Fortpflanzung unerlässlich sind, ist eine Erkenntnis erst aus den letzten Jahrzehnten. Das wird durch ihre Wirkung auf das Hormon Serotonin besonders deutlich. Dieser Botenstoff wird durch seine Bedeutung in den Gehirngeweben zwar Glückshormon genannt, weit überragender ist sein Einfluss jedoch im übrigen Körper und da vor allem im Magen-Darm-Bereich.

Östrogene fördern zum Beispiel dort die Entstehung von Rezeptoren für dieses Hormon, wovon wieder die Bewegungen der Darmstrukturen und damit auch die Verdauungsleistung gesteigert werden. Durch die abnehmende Qualität der Östrogeneffekte im höheren Alter sind negative Folgen in Bezug auf die gewünschte Serotoninwirkung im Darm unausweichlich.

Was macht manche Menschen glücklicher als andere?

Unter den richtigen Hinweisen wird sich immer auch eine ausreichende Dosis Serotonin befinden. Womöglich ist dieser Neurotransmitter mit vielfältigsten günstigen Wirkungen im menschlichen Organismus das Hormon mit den intelligentesten Eigenschaften. Denn während es Gefäße in der Lunge und in den Nieren meistens verengt und in der Muskulatur gleichzeitig erweitert, ist es das wichtigste Hormon im Herz-Kreislauf-System. Durch Mitwirkung an der Blutgerinnung trägt es zur Wundheilung bei. Im Nervensystem des Darmhirns initiiert Serotonin die abwärts gerichteten Bewegungen der Peristaltik und informiert das Kopfhirn über verschiedene Wege, auch über das Rückenmark, über die Verhältnisse im Magen-Darm-Trakt. Im Auge beeinflusst es die Pupille.

Alle diese Effekte werden durch die Rolle des Serotonins im Zentralen Nervensystem in den Schatten gestellt. Schlaf, Wahrnehmung, Empfindung und gegebenenfalls realistische Bewertung von Schmerz, Appetit, Libido, die Produktion weiterer Hormone und die Partnerschaft mit den von diesem beherrschenden System gesteuerten so genannten serotoninergen Nervenzellen rechtfertigen insgesamt die populäre Einstufung als mitentscheidender Faktor für Zufriedenheit oder Unzufriedenheit. Es macht nicht direkt glücklich, kann jedoch durch eine angemessene Einschätzung von Problemsituationen und Herausforderungen fern von jeder Übertreibung echt beruhigen.

Viele Gründe also, um den Spiegel dieses Hormons im Gehirn, im Nervensystem, im Herz-Kreislauf-System und in der Magen-Darm-Region hoch zu halten.

Serotonin kann die Blut-Hirn-Schranke nicht durchdringen und muss für seine neurologischen Funktionen im Kopf dort produziert werden. Dabei hilft die Aminosäure Tryptophan. Fleischesser finden sie in Geflügel, Fisch, Lamm, Rind, Ei und Milchprodukten. Auch Nüsse enthalten Tryptophan – mehr dazu im Kapitel „Eine Heilpflanze liefert das Glückshormon".

Für diese wichtigen Prozesse wird Vitamin D benötigt.

Sonnenlicht fördert die Serotoninproduktion, sowohl weil es Vitamin D in der Haut entstehen lässt, als auch über psychische Effekte.

Meerestiere und Fischöl bringen auch Omega3-Fettsäuren ins Spiel, die ebenfalls serotonin-freundlich sind.

Das Gewürz Kurkuma, auch Gelber Ingwer genannt, mit der Currysubstanz Curcumin hilft bei verschiedenen Krankheitsbildern und erhöht auch den Serotoninspiegel im Gehirn.

Auch das Stimulans Koffein oder Coffein hat günstige Wirkungen auf das Serotoninsystem.

Grüner Tee ist ebenfalls stimmungsaufhellend, denn seine Aminosäure Theanin fördert Serotonin und seine Antioxidanzien schützen das Gehirn vor wilden Sauerstoffradikalen.

Knochenabbau - eine wesentliche Alterungs-veränderung

Östrogene steuern im Knochen den Stoffwechsel der Zelleinheiten und ihren Abbau und ihre Erneuerung. Weitere Hormone unterstützen diese Aktivitäten, vor allem Glukokortinoide aus der Nebenniere. Sie wirken in fast allen Geweben. Ihr bekanntester Vertreter ist das Cortison.

Für die Bedeutung dieser Hormone fehlte lange Zeit ein auch für Nichtmediziner schlüssiger Beweis. Belege finden sich im Zahlenmaterial zu Komplikationen nach einer Operation in Bezug auf den Einsatz einer künstlichen Hüfte oder auf einen Knieersatz.

Wissenschaftler der Universität Oxford, England, studierten Daten von 24.733 Frauen mit Gelenksersatz im Durchschnittsalter von 65 Jahren. Jede zehnte Hüfte, beziehungsweise jedes zwölfte Knie muss innerhalb der ersten drei Jahre ausgetauscht werden.

Häufigster Grund für einen Misserfolg dieser Maßnahmen ist die Auflösung des Knochengewebes rund um das Implantat. Und zwar ohne Auftreten von infektiösen Keimen von außen.

Rund 2.700 der untersuchten Frauen erhielten eine Hormonersatztherapie, während ihnen eine neue Hüfte oder ein künstliches Knie eingesetzt wurde. Es zeigte sich, dass die Hormonzufuhr die generellen Risiken um ein Drittel senkt. Vermutlich werden entzündliche Prozesse ebenso verhindert wie eine Unterversorgung der Knochensubstanz.

Solche Zusammenhänge verbreiten sich langsam. Orthopädieregister gibt es nur in wenigen Ländern, nämlich in England, in der Schweiz, in Rumänien, Australien und Neuseeland.

Hormon-Trio gegen Osteoporose

Wer jetzt vor allem an einen bestimmten Mineralstoff, Calcium, und an das unstrittig essenzielle Vitamin D denkt, läuft Gefahr, die Altersrisiken für den Knochenbau zu unterschätzen. Auch der Knochenstoffwechsel ist hormonabhängig, und wieder sind es vor allem die Geschlechtshormone.

Jede vierte Frau nach der Menopause lebt mit einem erhöhten Knochenbruchrisiko. Die Krankheit der verstärkten Entmineralisierung der Knochensubstanz heißt Osteoporose, wörtlich Knochenbrüchigkeit. Tatsächlich ist die wichtigste Ursache das Fehlen des Minerals Calcium. Wenn es in der Nahrung reichlich vorkommt, ist eine wichtige Voraussetzung gegeben, dass die zuständigen Hormone gemeinsam mit Vitamin D den Aufbau von frischer Knochensubstanz und den Abbau von verbrauchter Substanz in Balance halten. Dazu werden allerdings Testosteron, Progesteron und Östrogene gebraucht.

Der Abbau von Knochensubstanz ist eine wesentliche Alterungsveränderung. Bei Frauen wirkt das Leistungsspektrum der Östrogene hier auch weit in die Funktionen des Somatropin, ihres Wachstumshormons, hinein. Denn es sind diese Geschlechtshormone im Gehirn, die dort eine Freisetzung veranlassen.

Diese Substanz für Wachstum und Stoffwechselsteuerung inklusive dem Umgang mit Kohlenhydraten und Fetten ist ein Eiweißkomplex, der im Wesentlichen aus 191 Aminosäuren gebildet wird. In der Kindheit und in der Jugend ist Somatropin die stärkste Antriebskraft für Knochenaufbau und Wachstum.

In den ersten zwei Dekaden nach der Menopause muss der weibliche Organismus auch wegen dieses Zusammenhanges mit Hormondefiziten auf die Hälfte früherer Spiegel von Somatropin verzichten. Die Folgen sind weitreichend, und auch Knochenschwund zählt dazu: rasche und Zunahme des viszeralen Bauchfetts, Muskelschwund, Ansteigen der Blutfette und Neigung zu Diabetes. Daraus können sich konkrete weitere Krankheitsrisiken entwickeln: Gefäßerkrankungen, Gefäßverschluss, Herzinfarkt, Gehirninfarkt, Embolien und Krebserkrankung.

Eine Reihe von Aminosäuren bringt erfreulicher Weise eine Freisetzung von vermehrtem Wachstumshormon in Schwung. In speziellen Nahrungsergänzungen sind auch mit diesem Ziel vor allem GABA, Arginin, Ornithin, Lysin, Glutamin, Tyrosin und Glycin enthalten.

GESUNDHEITSSYSTEM MIKROBIOM

Auch Gehirn und Muskeln kooperieren mit der Darmflora

Die Verhältnisse im Verdauungsbereich haben besondere Bedeutung für Ältere, sowohl als Chance als auch als Gefahr.

Der Darm des Menschen wird im Laufe des Lebens von mehr als 1.000 Gattungen mit eigenen Millionen an Bakterien, Bazillen, Viren, Pilzen und weiteren Lebewesen besiedelt. Sie stammen aus nur vier Hauptstämmen. Die Darmflora des Hundes setzt sich aus fünf bakteriellen Großabteilungen zusammen. Je bunter der Mix ist, umso besser können diese Minilebewesen auf die jeweils aktuellen Umstände reagieren und für Gesundheit sorgen.

Dieses Heer aus einzelligen Mikroorganismen - das wissenschaftlich als Mikrobiom bezeichnet wird - ist schlicht unvorstellbar umfangreich und vielschichtig.

Die Zusammensetzung beginnt während des Geburtsvorgangs bei Null. Natürlich geborene Kinder starten aus dem Geburtskanal mit drei dominierenden Arten von Bakterien ins Leben, während eine Kaiserschnittgeburt dem neuen Erdenbürger unnatürlich nur mütterliche Hautbakterien mitgibt. Gestillte Kinder bauen Milchsäurebakterien auf, die Krankheitskeimen die Ansiedelung erschweren.

Ein Erwachsener trägt im Dünndarm und im Dickdarm eine Darmflora von ein bis zwei Kilogramm Gewicht mit sich herum. Auf dem Höhepunkt enthält ein einziges Gramm Kot bis zu einer Billion - eine 10 mit zwölf Nullen - davon.

Den Mikrorganismen dienen neben der Nahrung vom Organismus gebildete Stoffe als Quellen der Energie. Sie kommt vor allem der Darmschleimhaut zugute.

Einige Stämme wirken sich günstig auf die Gesamtgesundheit aus, andere sind eher ein schädlicher Faktor.

Der Verdauungsbereich ist das größte Immunorgan zur Krankheitsabwehr. Der menschliche Organismus steht in ständiger Abwehr von Keimen und weiteren Krankheitserregern. Eine Minderleistung der Abwehrorgane kann im schlimmsten Fall zum Tod führen. Andere sind das Rückenmark, die Thymusdrüse, die Rechenmandeln und die Lymphknoten.

Im positivsten Fall umfassen neben der Verdauungsleistung die wichtigsten Wirkungen außerdem die Herstellung einiger Vitamine, die Mitarbeit bei der Verdauung, die Entgiftung schädlicher Substanzen und die Verbesserung der körperlichen Leistung.

Einen herausragenden Beitrag zur Gesundheit kann das Mikrobiom durch den Abbau der so genannten unverdaulichen Ballaststoffe beisteuern. Unter idealen Nahrungsbedingungen entstehen daraus wertvolle Fettsäuren. Die Buttersäure zum Beispiel regt den Darm zur Beförderung von Nahrungsbrei an. Bei Darmkrebs wird ein Mangel an Buttersäure festgestellt.

Etwa um das 65. Lebensjahr herum verlieren die Darmbakterien einen Teil ihrer Fähigkeiten. In der Folge werden sie angreifbarer durch Medikamente, Antibiotika, Erkrankungen und Umstellungen des Lebensstils. Es kommt auch zu einer Verringerung der Vielfalt an Gattungen und Arten. Das ist nachteilig.

Eine gefährliche Phase für die Leistungsstärke des Mikrobioms ist die Lebensmitte, doch es gibt keine chronische Schwelle, an der es zu plötzlichen Verschlechterungen kommt. Die Darmflora von älteren und jüngeren Menschen unterscheidet sich jedoch in aller Regel. Untersuchung des Stuhls belegen eine Abnahme von Bakterien mit Gesundheitswirkungen und vor allem bei Kranken ein Übergewicht von Krankheitskeimen aus dem umfangreichen Stamm der Firmicuten mit so abschreckenden Bezeichnungen wie Anaerotruncus, Desulfovibrio und Coprobacillus.

Langsam gelingt es der Wissenschaft, diesbezüglich Faktoren wie das Alter, die Ernährung und womöglich die Langzeitunterbringung in Heimen mit dem Zustand der Darmflora und mit bestimmten Erkrankungen in Verbindung zu bringen.

Ungünstige Veränderungen der Bakterienzusammensetzung werden unabhängig vom Alter regelmäßig bei Übergewichtigen und bei Patienten mit nicht vollem Funktionieren der Leberleistung dokumentiert.

In den letzten Jahrzehnten stand die Erkenntnis im Mittelpunkt, dass zwischen Darm und Gehirn und ein enger Informationsaustausch besteht. Diese Wechselwirkung wird Mikrobiom-Darm-Hirn-Achse genannt oder kurz Darmhirn.

Darmzellen und die Schleimhaut besitzen nämlich eben falls Milliarden Nervenzellen. Sie bestimmen im positiven Fall die kognitiven Fähigkeiten mit, und andrerseits sind sie ein Faktor bei der Entstehung einer Demenz. Ein

Schlaganfall stürzt auch den Darmbereich ins Chaos. Darmwände versagen als Krankheitsbarriere und werden durchlässig. Viele Schlaganfallpatienten entwickeln eine Lungenentzündung – die Bakterien stammen aus dem Darm.

Kaum jemand ahnt jedoch bisher, dass diese Darmbewohner auch für altersabhängige Veränderungen der Muskulatur zuständig sind. Dabei ist es nicht wirklich überraschend. Denn auch zwischen Muskelgeweben und Gehirnzellen bestehen eindeutige enge Verbindungen. Hauptverantwortlich für Bewegungen ist der primäre Motorcortex, ein Gehirnareal, das durch Strom aktiviert wird. Körperliches Ausdauertraining verbessert die Denkleistung.

Alle drei Säulen - Krankheitsabwehr, Gehirngesundheit und Leistungsfähigkeit der Muskulatur - stehen in unmittelbarem Zusammenhang mit körperlicher und mentaler Stabilität oder Gebrechlichkeit.

Eine Studie aus Irland zeigt: Eine an Arten ärmere Darmflora korreliert fast immer mit mangelnder Bewegung oder mit der Zeitspanne in einer Pflegeinrichtung.

Der weibliche Körper verliert bis zum 60. Lebensjahr bereits ein Zehntel der Muskelmasse und büßt in den folgenden Jahrzehnten insgesamt bis zu 40 Prozent ein. Eine gewisse Rolle spielt der als Anorexia des Alters bezeichnete Appetitverlust. Parallel dazu wird die Abnahme des Wachstumshormons und von Testosteron gemessen. Diese Defizite hemmen die Eiweißbildung in Muskelzellen und sind in ihren Effekten vergleichbar mit der Stoffwechselstörung Insulinresistenz und mit inflammatorischem Stress durch chronisch entzündliche Prozesse.

Als Hauptsäule einer Vermeidung von frühzeitigem Muskelverlust gilt deshalb eine zielgerichtete Aufbauernährung. Empfohlen werden:

- wertvolle Eiweiße tierischer Herkunft, beispielsweise das Fleisch von Rind, Schwein, Lamm, Geflügel sowie Milch,
- wertvolle Eiweiße aus pflanzlichen Quellen, beispielsweise Obst und Gemüse,
- Vitamin D,
- Vitalstoffe mit antioxidativen Kapazitäten, denn sie sind fähig, gefährliche freie Sauerstoffradikale zu neutralisieren. Die wichtigsten sind die Vitamine C und E, Carotenoide, Lycopen, Glutathion, Liuponsäure, Ubiquinol, Flavonoide und Polyphenole. Eine Reihe von Enzymen haben die Eigenschaft, Eiweiße und Fette aufzubereiten und Reparaturmaßnahmen zu unterstützen, auch Erbinformationen, sowie - langkettige mehrfach ungesättigte Fettsäuren. Die häufig sehr stark unterrepräsentierten Omega3-Fettsäuren kommen reichlich in fettrei-

chen Meeresfischen wie Lachs, Thunfisch, Makrele und Sardine vor, in Krillöl, auch in Mikroalgen und Eiern. Auch aus Samen und Kernen gepresste Öle besitzen wertvolle Fettsäureanteile. Das gilt beispielsweise für die rote und schwarze Himbeere, die Brombeere, die Heidelbeere, der Sanddorn, das asiatische Gewürzkraut Perilla, Chia, Basilikum, Hanf, Leindotter, Lupinen, Soja, Walnuss, Flachs, Borretsch und Raps.

Antenne und Sendeanlage

Das Tempo der Hautalterung lässt sich messen. Die Zelle einer jugendlichen Haut widersteht etwa 100 Tage lang dem oxidativem Stress aus Sonnenbestrahlung oder einer womöglich durch Nikotin erfolgten Verschärfung dieser Radikalbildung oder einer Stoffwechselmehrbelastung durch erhöhte Kalorienaufnahme, was ebenfalls die Zahl der freien Radikale erhöht. Doch Schäden summieren sich. Dass in der Lebensmitte die Haut dünner und gegen innere und äußere Verletzung weniger geschützt ist, hat auch zur Folge, dass die Lebensspanne einer Hautzelle auf 45 bis 50 Tage sinkt.

Es liegt auf der Hand, dass eine dünnere Haut ihre Funktionen weniger erfolgreich ausüben kann ... doch wer denkt überhaupt daran, dass die Haut unser funktionell vielseitigstes Organ ist? Sie ist Hüllorgan, Schutzorgan, biologisches Kommunikationsorgan mit Thermorezeptoren und Schmerzrezeptoren und eminent wichtiger Partner der körpereigenen Krankheitsabwehr.

Leider gilt auch für die Haut eine generelle Ablauffrist.

Fast alle Schönheitsprobleme haben auch eine medizinische Schattenseite. Eine dünner werdende Haut, zum Beispiel, ist infektanfälliger. Äußerlichkeiten verraten dem Experten Erstaunliches. Der Dermatologe Irvin M. Bravermann füllte 1998 mehrere hundert Buchseiten über die Haut als Spiegelbild des Zustands unserer inneren Organe. Der Originaltitel seines Fachbuches lautete „Skin Signs of Systemic Disease".

Die Haut ist ein hochintelligentes Wahrnehmungsorgan, das seine Reize ans Gehirn weiterleitet. Sie entscheidet mit, wie Kalorien verbrannt werden und wie wir auf Stress reagieren. Für die weibliche Haut trifft das noch stärker zu als für die männliche. Unterm Mikroskop wird die Architektur dieses Organs sichtbar: Millionen Mini-Gänge führen aus dem Inneren des Körpers an die Oberfläche. Durch sie werden unterschiedliche Substanzen über den ganzen Körper verteilt, darunter auch Schweiß und Duftstoffe. Ihre Bestandteile töten Bakterien und Viren. Ein eingebautes biochemisches System produziert Talgstoffe, die je nach Tageszeit Elastizität und Spannkraft bewirken – körpereigene Cremes für den Tag und für die Nacht.

Der Haut werden weitere Fähigkeiten zugeschrieben, die man sonst nur dem Gehirn zutraut: Sie kann auf Stress reagieren und bestimmte Substanzen freisetzen, zu den bekanntesten zählt unter Stress der Cortisol Releasing Factor. Und sie kommuniziert aufs engste mit der Schilddrüse, deren Hormon die Wärmebildung, den Stoffwechsel generell und besonders die Kalorienverwertung mitbestimmt.

Für diese intelligenten Aufgaben wird die jugendliche Haut reichlich mit bestimmten Hormonen versorgt. Deshalb macht sich auch hier das allmähliche Absinken der Hormonspiegel negativ bemerkbar. Der Rückgang der Botenstoffe wird als innere Hautalterung eingestuft. Es ist der wichtigste Faktor, der unser Aussehen verändert. Im Gegensatz dazu führen Umwelteinflüsse - und da vor allem UV-Strahlung - zur äußeren Alterung.

Die Haut ist gleichzeitig eine Sendeanlage. Empfänger von Informationen sind sowohl das gleiche wie das andere Geschlecht. Die Haut hat auch Funktionen einer Antenne. Ähnlich wie die Eierstöcke empfängt die Haut aus dem Gehirn Steuerungsimpulse, die eine direkte Hormonbildung in den Hautschichten starten können.

Der Prozess der Hautalterung beschleunigt sich nach der Menopause, woran ein Östrogenmangel direkt beteiligt zu sein scheint. Parallel dazu stimuliert der jetzt relativ hohe Testosteronspiegel die Talgdrüsen. Das lässt nicht nur die Haut ölig erscheinen, es fördert auch ein Haarwachstum im Gesicht, besonders im Kinnbereich. Fettanhäufungen wandern und konzentrieren sich um die Hüften herum – dadurch fehlen sie als Stützmasse unter der Haut des Gesichts, des Nackens, der Arme und Hände, was zum Auftreten von großen und kleinen Falten führt. Die Reparatur und Erneuerung von Kollagenschäden, sowie Heilpotenziale erlahmen ebenfalls. Ersatzweise kommt es unter einem Hormonmangel zur Anreicherung mit der Hautsubstanz Elastin, besonders unter dem starken Einfluss von UV-Strahlung. Die Produktion von Melanin gerät außer Kontrolle, und Altersflecken treten auf. Die Haut wird dicker und dunkler und scheint immer rascher zu altern.

In zahlreichen Beobachtungen führte die Stimulierung mit Östrogen zu einer Verbesserung der Haustrukturen. Als milde und von zahlreichen Frauen bevorzugte Form einer Hormonanreicherung erwies sich der Einsatz des Isoflavons Genistein, das reichlich in Soja und im Rotklee enthalten ist. Dieses Phytoöstrogen besetzt nach Verzehr oder Einnahme die für Östrogene geschaffenen Rezeptoren und bewirkt dadurch hormonale Effekte. Bezogen auf die von Hormonmangel gezeichnete Haut, kommt es zu erkennbaren günstigen Veränderungen. Beim Einsatz von Pillen und örtlich aufgetragenen Salben mit Genistein und Pillen erwies sich die orale Gabe von 50 Milligramm reinem Genistein pro Tag als am wirkungsvollsten.

Von diesem Plus für ein Pflanzenhormon abgesehen, fallen den humanen Geschlechtshormonen auch in Bezug auf die Hautgesundheit ab der Lebensmitte die führenden Rollen zu. Verblüffende Effekte direkt auf der Haut eröffnen erstaunliche Möglichkeiten.

Ein neuer Wissenszweig der Anti-Aging-Medizin, die ästhetische Endokrinologie, erforscht diese Beeinflussung der wahrnehmbaren Aspekte. Dazu eine sehr gute Nachricht gleich vorweg: Durch den Ersatz der fehlenden Botenstoffe direkt auf der Haut sind die quälenden Erscheinungen zum Teil umkehrbar. Einige besonders hautgeeignete Hormone erzielen die gewünschten Effekte bereits durch das Auftragen geringster Mengen äußerlich gezielt auf betroffene Partien, ohne dass dabei die im Blut messbaren Hormonwerte verändert werden. Die Bezeichnung dafür lautet: Hormonkosmetik durch topische Applikation.

Es gibt eine Reihe gesicherter Erkenntnisse. Östrogene bestimmen fast alles, was die Haut schön erscheinen lässt: Frische, Elastizität, Wasserfeuchtigkeit, Stützstruktur. Auch die wichtige Hyaluronsäure entsteht unter dem Einfluss dieser Botenstoffe. Östrogene fördern die Synthese von Kollagen, führen zu einer vermehrten Bildung von Hyaluronsäure, dem körpereigenen Quellstoff der Haut, und verbessern nicht zuletzt auch die Hautdurchblutung. In Cremes angewendet, beseitigen sie somit feine Knitterfältchen, verbessern Hautdicke und verleihen der Haut insgesamt ein frischeres und rosigeres Aussehen.

Gelbkörperhormone wie das Progesteron hemmen spezifische Enzyme, die für den Bindegewebsabbau zuständig sind. Progesteron erlaubt den für die Fortpflanzung vorgesehenen Geweben und Muskeln in der Schwangerschaft enorme Ausdehnungen, indem dieses Hormon Enzyme blockiert, die zu großen Moleküle massiv zerlegen. Dieses biologische Zerschneiden wird nach der Menopause nicht mehr verhindert und leitet die sichtbarsten Altersschäden der Haut ein.

Nach einer Zufuhr ebenfalls außen auf der Haut wirken auch diese körpereigenen Hormone dem Alterungsprozess entgegen. Bei der Cellulite sind es dagegen die männlichen Geschlechtshormone, die fehlen. In lokaler Form angewendet, beeinflusst eine androgenhaltige Creme die Mikroarchitektur des Unterhautfettgewebes und bietet damit eine wirksame Hilfe gegen die unschöne Orangenhaut.

Schließlich ist auch der Haarausfall häufig auf einen Mangel an weiblichen Hormonen zurückzuführen. Insbesondere bei Frauen nach den Wechseljahren kann durch die Gabe eines östrogenhaltigen Haarwassers sowohl dem Ausfall als auch dem Ausdünnen der Haare effektiv entgegengewirkt werden.

Anti-Aging Cremes werden von der kosmetischen Industrie sehr zahlreich und zumeist für sehr teures Geld angeboten. So unterschiedlich diese Produkte hinsichtlich des Preises und der Aufmachung auch sein mögen, eines ist ihnen allen gemeinsam: Ihr Wirkungsgrad bezüglich Falten und Hautdicke wird durch gesetzliche Regelung stark eingeschränkt.

Denn es gibt eine große Hürde zu überwinden. Zwar sind die vielfältigen Wirkungen der Geschlechtshormone auf Haut und Haare zweifelsfrei dokumentiert, allerdings sind Hormone als medizinische Inhaltsstoffe eingestuft und dürfen damit in handelsüblichen Kosmetikprodukten nicht verwendet werden. Ihre Verschreibung – auch oberflächlich auf der Haut – bleibt in der Hand des Arztes, die Zubereitung in der des Apothekers. Im Klartext heißt das: Alle frei verkäuflichen Kosmetikprodukte – mögen sie auch noch so namhaft und teuer sein – müssen auf den hormonellen Effekt gegen die innere Hautalterung verzichten.

Diese Lücke wird nun von einigen, auf ästhetische Endokrinologie spezialisierten Ärzten gefüllt. Sie vertrauen mit der Hormonkosmetik auf eine wunderbare Attitüde der Natur, dass zwischen Schönheit, Attraktivität und Fitness einer Frau und der Fortpflanzung ein enger Zusammenhang besteht. Fragt man eine Frau, wann sie sich am schönsten, fittesten und wohlsten fühlte, sagen die meisten von ihnen: während der Schwangerschaft.

Essbare Schönmacher der Haut

Östrogen ist ein effektiver Radikalfänger. Diese Wirkung gegen den oxidativen Stress ist auch durch Phytohormone wie Genistein und weitere Substanzen aus den Reihen der Isoflavone zu erzielen. Das spricht ebenfalls für den Verzehr von Sojaprodukten und für die Einnahme von Rotkleepräparaten.

Auch durch gezielte Ernährung kann das Antioxidationspotenzial der Haut nachweislich gestärkt werden. Am besten eignen sich Nahrungsmittel mit einem Gehalt an den Vitaminen E und C, mit Beta-Carotin, dem Co-Enzym Q10 und Selen.

Daraus ergeben sich vielfältige Empfehlungen, für jeden Geschmack:

Weizenkeimöl, Mandeln, Sonnenblumenkerne, Sonnenblumenöl, Haselnüsse, Erdnüsse, Mango, Zitrusfrüchte, Kohl, Paprika, Brokkoli, Spinat, Tomaten, Grünkohl, Guave, Melone, Kiwi, Papaya, Erdbeeren, Leber, Eigelb, Milch, Butter, Karotten, Kürbis, Kartoffeln, Tomaten, Melone, Pfirsich, Äpfel, Körner, Erdnüsse, Weizenkeime, Vollkornprodukte, Paranüsse, Trockenbohnen, Mais und Melasse. Getränke-Tipps: Kaffee, Tee, Rotwein, Bier.

Auch das Vitamin Pantothensäure und verschiedene Formen von Vitamin A oder die verschreibungspflichtige Vitamin A-Säure unterstützen Reparaturprozesse in der alternden Haut.

Hilfreich ist auch ein möglichst weitgehender Verzicht auf verzehrbare Hautschadensstoffe, allen voran auf die industriell hergestellte Fruktose, die meist als HFCS für High-Fructose Corn Syrup, als Glucose-Fruktose, als Isofruktose oder als Glucose-Fruktose-Sirup gekennzeichnet wird.

QUINTESSENZ DER NAHRUNGSERGÄNZUNG

Ernährung - wichtigste Säule der Gesundheit

Die Eigenschaften der Mikronährstoffe übertreffen an Bedeutung alle weiteren Beiträge für unser körperliches und geistiges Wohlbefinden. Das sind:

- Bewegung
- Hormone
- Erbanlagen.

Die wertvollen Anteile dessen, was wir verzehren, werden in Molekülbausteine für frische Zellen umgewandelt. Oder sie verbinden sich mit Sauerstoff zur Erzeugung von Energie. Ohne sie geht gar nichts.

Um Leben aufrecht zu erhalten, muss der Körper seine Strukturen ständig reparieren und erneuern. Nahrung umfasst alle Substanzen, die dafür gebraucht werden. Körperflüssigkeiten sind ihre unmittelbaren Quellen. Sie umgeben jede einzelne unserer Milliarden Zellen.

Insgesamt arbeitet der Körper mit fast 40 verschiedenen Flüssigkeiten. Sie steuern rund 60 Prozent unseres Gewichts bei. Eine Frau von 60 Kilo hat etwa 24 Liter innerhalb ihrer Milliarden Zellen und zwölf Liter außerhalb. Die umfangreichste Flüssigkeit wird als Körperwasser bezeichnet, gefolgt von sechs bis zehn Liter Lymphe und bis zu fünf Liter Blut.

Das Geschehen innerhalb einer menschlichen Zelle ist erst seit wenigen Jahrzehnten annähernd verstanden. Ihr kugelig-runder Aufbau aus etwa zwölf Elementen ähnelt einer Artischocke. Hier funktioniert Leben durch Aufnahme und Verarbeitung von Mineralien, Vitaminen, Fettsäuren, Aminosäuren, chemischen Elementen oder Enzymen. Sie ermöglichen die Bildung von Molekülen, die Herstellung von Lebenskraft und die Regulierung und Durchführung der Stoffwechselprozesse.

Umso alarmierender ist die Wirklichkeit! Bei 50 bis 60 Prozent der Frauen ab der Lebensmitte werden Mangelzustände in Bezug auf diese Mikronährstoffe vermutet. Chronisch entstehende Krankheiten und zahlreiche Beschwerden wie Leistungsabfall, Konzentrationsstörungen oder Schlafprobleme entwickeln sich häufiger, wo die natürlichen Spiegel der wichtigsten Substanzen nicht erreicht werden. Umgekehrt ist die Wiederherstellung gesunder Verhältnisse ein wichtiger Prozess in jeder erfolgreichen Therapie.

Dazu ein Gedanke des amerikanischen Freidenkers Robert Green „Bob" Ingersoll im 19. Jahrhundert: „Die Natur kennt weder Belohnung noch Bestrafung, nur Auswirkungen."

Es fehlt nicht an Studien, die Zweifel am Nutzen von Vitaminen und anderen Mikronährstoffen aufkommen lassen, wie „Zusammenhang zwischen Calcium oder Vitamin D-Nahrungsergänzung und Knochenbruchhäufigkeit bei älteren Menschen in Seniorenheimen" **(Journal of the American Medical Association, Dezember 2017)**. Ergebnis: Die Zahl an gebrochenen Hüften wurde nicht reduziert, ein „alarmierendes Fehlen von Beweisen für Effektivität". Der oberste Gesundheitsschützer des Staates New York ermittelte in einer Untersuchung 2015, dass vier von fünf analysierten Nahrungsergänzungsmittel nicht die Heilkräuter oder nicht die versprochene Dosis enthielten, die auf den Etiketten angeführt waren.

Schon 2013 ergab eine Untersuchung, dass die Inhaltsstoffe einiger Produkte auch namhafter Hersteller innerhalb einer Packung von Pille zu Pille variieren können.

Andrerseits ist inzwischen die Zahl jener Studien unübersehbar groß, die hochwertigen Nahrungsergänzungsprodukten einen konkreten und eindeutig messbaren und signifikanten Nutzen zuschreiben.

Ein Beispiel: Eine antioxidative Ernährung reduziert für Frauen in der Lebensmitte das Risiko einer Diabeteserkrankung. Konkret verteilten sich 1.751 Erkrankungsfälle innerhalb von 15 Jahren auf 64.223 Frauen im durchschnittlichen Alter von 45 bis 59 Jahren entsprechend dem Anteil an Gemüsen, Orangen, Tomaten, Spinat, Nüssen oder Brokkoli und anderen Lebensmitteln mit reichlich Vitamin C und E auf ihren Tellern – bei ausreichend Mikronährstoffen weniger Zukkerkrankheit **(Quelle: Nationales Gesundheitsinstitut Frankreich, veröffentlicht in „Diabetologia", November 2017)**.

Präparate zur Ergänzung der Nahrung unterscheiden sich prinzipiell von Medikamenten, egal ob verschreibungspflichtig oder nicht. Arzneimittel werden als Substanzen zur Behandlung, Heilung oder Verhütung von Krankheiten, beziehungsweise zur Beeinflussung von Funktionen oder Strukturen in einem Körper klassifiziert. Im Gegensatz dazu werden Nahrungsergänzungsmittel von Kontrollbehörden als verzehrbare Essprodukte eingestuft.

Tatsächlich steht vor allem in den U.S.A. die 37-Milliarden-Dollar-Industrie der Nahrungsergänzungsmittel in einem harten Wettbewerb mit der Pharmabranche. Befürworter verkünden in sozialen Medien: „Hätte

Big Pharma Vitamin D erfunden, das in Wahrheit seit 750 Millionen Jahren existiert und nicht durch Patente geschützt werden kann, würden sie Tausende dafür fordern und behaupten, wir alle müssen es nehmen."

Ein Blick zurück: Schon in prähistorischen Zeiten lieferten Kohlenhydrate den Großteil der Energie, das bedeutete Mengen an Nüssen, Samen und Beeren mit sehr viel Mikronährstoffen, bevor die erste Weizenart Emmer, wegen der zweiblütigen Ährchen auch Zweikorn genannt, im Nahen Osten kultiviert wurde. Auch Unmengen von grünen Gemüsen versorgten die Vorfahren mit Calcium, Vitaminen und anderen Mineralstoffen. Damit wurden Defizite vermieden. Der Körper muss eine große Zahl von Säuren selbst entwickeln, jedoch die 13 Vitamine kann er nicht selbst herstellen.

Das berühmteste Beispiel ist Vitamin C. Ein Fehlen in der Nahrung führt nach zwei bis vier Monaten unausweichlich zu der Vitaminmangelerkrankung Skorbut mit Schmerzen und Gelenksproblemen. Dieses Risiko ist seit dem zweiten Jahrtausend vor Christi bekannt. Vitamin C formt mit den Eiweißbausteinen Lysin und Prolin eine Vorläuferversion von Kollagen für verschiedene Gewebestrukturen und ist letztendlich ein wichtiger Bestandteil der Haut, des Bindegewebes, der Knochen und der Zähne. Der Nobelpreisträger Dr. Linus Pauling plädierte bis zu seinem Tod mit 94 Jahren für 4.000 Milligramm dieses Vitamins täglich.

Menschen haben schon viele Generationen vor uns ihre Ernährung ergänzt: Sie kochten mit wertvollen Ölen, die pro Gramm doppelt so viel Energie liefern wie jedes Getreide. Fleisch versorgte sie mit reichlich Eiweißen, und Mineralstoffe lieferte die Milch.

Heute raten nur wenige Ärzte zur Nahrungsergänzung und empfehlen in aller Regel den Verzehr von Obst und Gemüse als Quelle wichtiger Mikronährstoffe. Jedoch erst sehr große Mengen würden einen Unterschied ausmachen, und das ist für viele nicht wirklich verlockend.

Niemand sollte Nahrungsergänzungsmittel einnehmen, wenn er sie nicht benötigt. Grundkenntnisse sind unerlässlich, um korrekte Entscheidungen zu fällen, welche man kauft und welche man besser vermeidet. Produkte, die m Auftrag des Herstellers durch unabhängige Gutachter freiwillig regelmäßig kontrolliert werden, versprechen dem Verbraucher mehr Sicherheit vor Betrug. Am besten ist die Absprache mit einer Ärztin oder einem Arzt.

Aber nicht ohne Grund wird beispielsweise dringend geraten, die Versorgung mit Vitamin D aus dem Essen oder aus dem Sonnenlicht zu kontrollieren, denn rund 60 Prozent aller Erwachsenen leben vermutlich mit einem Mangel an diesem Sonnenvitamin.

Die Wahl der Nahrung wird sogar als ein mögliches Tor zu spirituellem Wachstum angesehen. Das führt zu einer weiteren Säule der Gesundheit: Spiritualität.

Der Begriff Spiritualität kann für die Suche nach Sinn und Bedeutung des Lebens stehen (nach Universitätsprofessor Dr. Arndt Büssing) und auch die Schwingungen bedeuten, die in uns selbst aus der Kommunikation mit uns und unserer Umwelt entstehen (nach Universitätsprofessor Dr. Raimund Jakesz). Viele wollen es nicht glauben, aber unser Organismus begreift vermutlich intelligenter als der Kopf, welche Lebensmittel für uns die besten sind. Ein wertvoller Entwicklungsschritt besteht darin, sich bewusst zu machen, was Essen in einem selbst bewirkt.

Industriell hergestellte Nahrungsmittel bestehen aus veränderten Grundstruturen und bringen in uns nur wenig zum Schwingen. Vollwertiges Essen erhöht unsere Vibrationen. Am sichersten ist der Griff nach dem Lebensmittel möglichst im ursprünglichen Zustand. Für die Auffassung, dass von Maschinen hergestellte Verzehrprodukte nahrhafter sind als das, was geniale Natur hervorbringen kann, fehlt jede Veranlassung.

Auf lange Sicht führt kein Weg daran vorbei, selbst zu kochen. Experten empfehlen die Stapelmethode einmal pro Woche und die Ergebnisse im Kühlschrank oder im Gefrierfach aufbewahren.

Als Übergang: Hier eine kurze Einführung in eine möglichst gezielte schnelle Unterstützung von innen.

Akne

Nahrungsergänzung: Chrom, Zink, Selen, MSM (organischer Schwefel), Vitamine A, E, B5 (Pantothensäure) und B6.

Heilkräuter: Mariendistel, Löwenzahn, Echinacea, roße Klette; äußerlich Teebaumöl.

Ernährung: kein Zucker, Rohkost, Vollwertnahrung mit Faserstoffen.

Arzneimittelwirkungen

Nahrungsergänzung: Vitamine B1, B2. B6, B12, Niacin (B3), C, D, K, Co-Enzym Q10, Calcium, Kalium, Zink.

Bluthochdruck

Nahrungsergänzung: DHA (Omega3-Fettsäure), Vitamine C, B5 (Pantothensäure), B6, Magnesium.

Heilkräuter: Löwenzahnwurzel.

Cellulite

Nahrungsergänzung: OPC, Gotu kola (Centella asiatica), Resveratrol, Ginseng.

Heilkräuter: Rosskastanie, Nüsse, Samen, Gemüse, Kirsche, Beeren.

Ernährung: Vollwert, Vollkorn; Vermeiden von Zucker, Milchprodukten, Fertiglebensmitteln, Koffein, Alkohol, Transfette.

Diabetes

Nahrungsergänzung: Magnesium, Alpha-Liponsäure, Chrom, Zink, Vanadium, B-Vitamine, Vitamin C.

Heilkräuter: Gymnema silvestre, Panax quinqefolius (Amerikanischer Ginseng), Momordica charantia (Bittermelone), Bockshornklee, Knoblauch.

Ernährung: kohlenhydratarm. Niedriger Glykämischer Index empfohlen: Äpfel, Aprikosen, Grapefruit, Pflaumen, Spargel, Sellerie, Blumenkohl, Rosenkohl, Linsen, grüne Bohnen, Leinsamenbrot, Nüsse, Erdbeeren, Tomaten, Kiwis.

Depression

Nahrungsergänzung: Tyrosin (Aminosäure), Magnesium, Zink, Vitamine C, B5 (Pantothensäure), B6, B9 (Folsäure), B12.

Heilkräuter: Rhodiola (Rosenwurz).

Erschöpfung

Nahrungsergänzung: Phosphatidylserin, Tyrosin (Aminosäure), DHA (Omega3-Fettsäure), Magnesium, Zink, Vitamine C, B5 (Pantothensäure), B6, B9 (Folsäure), B12.

Heilkräuter: Rhodiola (Rosenwurz), Löwenzahnwuzel.

Fettleber

Nahrungsergänzung: Probiotika.

Ernährung: kohlenhydratarm. Vermeidung von Fruktose. Niedriger Glykämischer Index empfohlen: Äpfel, Aprikosen, Grapefruit, Pflaumen, Spargel, Sellerie, Blumenkohl, Rosenkohl, Linsen, grüne Bohnen, Leinsamenbrot, Nüsse, Erdbeeren, Tomaten, Kiwis.

Herz

Nahrungsergänzung: Magnesium, Selen, DHA (Omega3-Fettsäure), Vitamine B5, B6, B9 (Folsäure), B12, C, Ko-Enzym Q10, OPC, L-Carnitin.

Heilkräuter: Weißdorn, Löwenzahnwurzel.

Ernährung: Lachs, Makrelen, Thunfisch, Faserstoffe, Vollkorn, Nüsse, Samen, Früchte, Gemüse, Soja. Vermeidung von Fertiglebensmitteln, Zucker.

Menopause

Nahrungsergänzung: Phytoöstrogene, Isoflavone, Bioflavonoide, Omega3-Fettsäuren, Vitamine C und E.

Heilkräuter: Dong Quai, Actaea racemosa (Traubensilberkerze), Agnus castus (Mönchspfeffer), Angelica archangelica (Angelikawurzel, Engelwurz).

Ernährung: Vollkorn, Soja, Leinsamen, Sellerie, Fenchel, Apfel, Obst, Gemüse, Nüsse.

Migräne

Nahrungsergänzung: Vitamin B2 (Riboflavin, 100 bis 400 Mikrogramm), Co-Enzym Q10, Calcium, als Kombination Vitamin B2, Co-Enzym Q10 mit Magnesium. Möglicherweise liegt ein Vitamin D-Mangel vor, der auszugleichen wäre.

Heilkräuter: Ingwer.

Ernährung: Zahlreiche Nahrungsbestandteile können Kopfschmerzen möglicherweise verhindern oder gelten als sicher: brauner Reis, gekochte grüne, rote und gelbe Gemüse und Feldfrüchte wie Brokkoli, Spinat, Karotten und Tomaten, ebenfalls gekocht: Beeren, Birne, Pfirsich. Andere jedoch können als Auslöser fungieren: Milchprodukte, Ei, Schokolade, Zitrusfrüchte, Weizenmehl, Zwiebel, Äpfel, Banane und Mais. Auch Fleisch steht unter Verdacht, und zwar Rind, Schwein, Huhn, Truthahn, sowie Fisch.

Ödeme

Nahrungsergänzung: Vitamin B-Komplex, vor allem B5 und B6, Vitamin C, Gotu kola (Centella asiatica), OPC, Kalium, Calcium, Magnesium, DHA (Omega3-Fettsäure).

Heilkräuter: Löwenzahn (Taraxacum officinale) als Salat, als Presssaft oder Wurzelextrakt. Weißdorn, Brennnesselblätter, Rosskastanie, Birkenblättertee.

Ernährung: reich an Mineralien, vollwertig, salzarm.

Osteoporose

Nahrungsergänzung: Kalzium, Vitamin B6, B9 (Folsäure), B12 und Vitamin D, Magnesium, Bor, Silizium, Phytoöstrogene, Isoflavone (Genistein, Glycitein und Daidzein).

Heilkräuter: Zinnkraut, Traubensilberkerze (Actea racemosa), Oliven, Heidelbeeren.

Ernährung: Tofu, Sojamilch, grüne Blattgemüse, Obst, Kartoffeln, Vollkorn, Nüsse, Brennnessel.

Stress

Nahrungsergänzung: Tyrosin (Aminosäure), Magnesium, Zink, Vitamine C, B5 (Pantothensäure), B6, B9 (Folsäure), B12.

Heilkräuter: Rhodiola (Rosenwurz).

Unterstützung biochemischer Prozesse

Nahrungsergänzung: Bromelain, Papain, Rutin, Traubenkernextrakt.

Unterstützung Blutgefäße

Nahrungsergänzung: Co-Enzym Q10, Traubenkernextrakt, Pinienrindenextrakt, Vitamine B1, C, und E.

Unterstützung Durchblutung

Nahrungsergänzung: Acerolakirsche (Malpighia glabra), Ginkgoextrakt, Tomatenkernextrakt, Traubenkernextrakt, Aroniabeerenextrakt, Vitamin B1, Co-Enzym Q10.

Unterstützung Entzündungen, Verletzungen, Zerrungen
Nahrungsergänzung: Bioflavonoide, Bromelain, Papain, Trypsin.

Unterstützung Gehirn
Nahrungsergänzung: DHA (Omega3-Fettsäure), Phosphatydilserin, Phosphatydilcholin,

Unterstützung Knochen
Nahrungsergänzung: Glucosamin, Chondroitin, Hyaluronsäure, Kalzium, Kupfer, Mangan, Selen, Vitamine C, D und E.

Unterstützung Rücken
Nahrungsergänzung: Chondroitin, Vitamine B1, B6 und B12, DNA-Bausteine (Uridinmonophosphat).

Unterstützung Spiritualität
Ernährung: streng organisch … Mandeln, Avocado, schwarzer Pfeffer, Cayennepfeffer, Brokkoli, Kohl, Karotten, mineralisiertes Salz (Himalayasalz, keltisches Salz), Zimt, Gojibeere, Kefir, Kurkumin, Olivenöl, Oregano, Miso, Macadamianuss, Sesam.

Unterstützung vegetarische Ernährung
Nahrungsergänzung: Mikrogrünalge (Chlorella vulgaris).

Unterstützung Verdauung
Nahrungsergänzung: Enzyme (Protease, Lipase, Amylase), Bromelain, Papain. Lactobazillen, Bifidobakterien.

Unterstützung Zellerneuerung
Nahrungsergänzung: Aminosäuren (L-Arginin, L-Cystein, L-Glutamin, L-Histidin, L-Leucin, L-ysin, L-Methionin, L-Phenylalanin, L-Threonin, L-Tyrosin, L-Tryptophan, L-Valin, Taurin, sowie GABA, Pantothensäure.

Neuer Blick auf Kohlenhydrate und Fette

Ergebnisse einer Studie auf der Basis der Ernährungsgewohnheiten von mehr als 135.000 Erwachsenen aus 18 Nationen widersprechen einer Reihe von grundsätzlichen Annahmen in Bezug auf gesundes und ungesundes Essen. Die interessanten Zahlen wurden Ende August 2017 auf der Jahrestagung der European Society of Cardiology, der europäischen Kardiologengesellschaft, in Barcelona veröffentlicht. Demzufolge erhöht eine Ernährung reich an Fetten, ungesättigten und gesättigten, nicht die Risiken eines Herztodes. Hingegen steigerte ein besonders hoher Verzehr von Kohlenhydraten deutlich die generelle Sterblichkeit, nicht nur in Bezug auf Herzprobleme und Krebs. Die Daten wurden zeitgleich nach strenger Prüfung detailliert auch in den Zeitschriften „The Lancet" und „Lancet: Diabetes & Endocrinology" veröffentlicht.

Die Testpersonen wohnen in reichen, armen und normal wohlhabenden Ländern. In einer Gruppe, die bis zu mehr als 75 Prozent ihrer täglichen Kalorien aus Kohlenhydraten wie Mehl und Zucker bezog, entwickelte sich die größte Lebensgefahr. Selbst wenn berücksichtigt wird, dass Menschen mit niedrigeren Einkommen zu Kohlenhydraten von minderer Qualität greifen und womöglich auch noch eine schlechtere Gesundheitsversorgung haben, bleibt unterm Strich: Die größere Gefahr geht von zu vielen Kohlenhydraten aus.

Britische Forscher am Imperial College London veröffentlichten im November 2017 alarmierende Zahlen von der Krebsfront. Sie suchten nach den Hauptrisiken der 18 häufigsten Krebserkrankungen in 175 Ländern und legten sich fest: starkes Übergewicht und Zuckerkrankheit. Am stärksten waren diese Gefahren in Wohlstandsgesellschaften ausgeprägt. Ihrer Meinung nach war ein hoher Body Mass Index, BMI, schuld an 544.300 Krebsfällen in diesen Nationen, das sind 3,9 Prozent aller Krebserkrankungen in allen untersuchten Bevölkerungen, und Diabetes verursachte zwei Prozent der Erkrankungen, konkret 280.100 Fälle.

Frauen waren etwa doppelt so oft betroffen wie Männer. Krebs der Leber und Gebärmutterkrebs waren am häufigsten, gefolgt von Darmkrebs und Brustkrebs.

Kardiologen waren sich auch einig, warum seit Jahrzehnten Fetten in der Ernährung die böse Rolle zugeschrieben wird: Gemessen wurden vor allem Blutbestandteile, nicht aber reale Sterbezahlen. Fette erhöhen zwar die Cholesterine im Blut – aber ihre Bedeutung als Killerfaktor wird seit Jahrzehnten überschätzt. Aber selbst Fernsehsendungen wie der Beitrag von 3sat, „Die Cholesterin-Lüge", verändern die öffentliche Meinung kaum.

Durch hohe Kohlenhydratmengen wurde die Frequenz an Herztodesfällen im Durchschnitt um etwa 20 Prozent gesteigert. Auf den Punkt gebracht, bedeutet das: Wenn in einer Bevölkerung jedes Jahr ein Prozent der Menschen verstirbt, wird dieser Anteil durch eine kohlenhydrat-arme Ernährung im besten Fall von 1,0 auf rund 0,9 Prozent verringert. Für den Einzelnen verbessert sich nur sehr wenig.

Dennoch einigten sich die führenden Kardiologen Europas auf einen Appell: möglichst weniger als 55 Prozent der Gesamtkalorienzufuhr aus Kohlenhydraten.

Aus demselben Datenmaterial wurde auch abgeleitet, dass die klassische Regel von fünf Portionen Obst und Gemüse täglich überschätzt wird – abgesehen davon, dass nur sehr wenige Menschen ein solches Essverhalten praktizieren können und wollen. Drei bis vier Mal am Tag ein Lebensmittel aus dem Schoß der Natur erzielte bereits die besten Ergebnisse. Länger zurückliegende Erkenntnisse gehen davon aus, dass schon zwei Portionen Obst oder Gemüse pro Tag wahre Wunder wirken.

Energiedichte – die unterschätzte Gefahr

Krebs giert nach Kohlehydraten, vor allem Zucker. Bei der Frau nach der Menopause sind seit eineinhalb Jahrzehnten Zusammenhänge zwischen der Anhäufung überschüssiger Pfunde und acht Tumorarten nachgewiesen.

Die 1993 gestartete Langzeituntersuchung Women's Health Initiative an Frauen zwischen 50 und79 Jahren entdeckte, dass ein höherer Body Mass Index von durchschnittlich 28,9 oder ein größerer Taillenumfang von etwa 89,3 Zentimeter im Vergleich zu schlankeren Frauen für bestimmte Organe die statistischen Krebsrisiken deutlich erhöht: Das gilt für Darm, Eierstock, Brust, Gebärmutterkörper, Bauchspeicheldrüse, Speiseröhre, Gallenblase und Nieren. Die Abweichungen erreichen bis zu zehn Prozent.

Doch seit August 2017 gibt es auch für Frauen mit unauffälligem, normalem Gewicht einen starken Grund mehr, darauf zu achten, was sie verzehren.

Niemand sprach etwa vor dem Jahr 2010 von der Energiedichte einer Nahrung. Doch genau dieser wissenschaftliche Begriff, auf Englisch Dietary Energy Density, DED, löst inzwischen den Blick von Wissenschaftlern auf die sinnvolle tägliche Kalorienmenge mehr und mehr ab.

Die Schlussfolgerungen sind unleugbar: Je mehr Energie in einem einzelnen Gramm Nahrung steckt, umso größer sind die Anstrengungen für den Stoffwechsel … und umso wahrscheinlicher sind daraus resultierende gesundheitliche Probleme. Das Verarbeiten von Weißbrot ist ungemein schwieriger als das Aufspalten von Molekülen eines Gemüses. Den in aller Regel größten Unterschied macht der Gehalt an Wasser in einem Nahrungsmittel aus.

Eine metabolische Dysfunktion, also eine Störung des Stoffwechsels, kann offensichtlich zu einer Krebserkrankung beitragen. Hier ist in erster Linie an systematische Entzündungsprozesse zu denken. Dieser Effekt ist unabhängig davon, ob die Frau, deren Gesundheit bewertet wird, bereits zu dick ist oder nicht.

Eine sehr niedrige Energiedichte liegt vor, wenn das, was verzehrt wird, einen hohen Anteil an Wasser hat, das praktisch gar keinen Nährwert aufweist. Ähnliches gilt für eine hohe Beladung mit den so genannten Ballaststoffen, die nicht verdaut und deshalb nicht in Energie umgewandelt werden. Dementsprechend sind Früchte und Gemüse Nahrungsmittel mit niedriger Energiedichte. Beispielsweise schleusen 100 Gramm Kartoffeln tatsächlich nur etwa 68 Kalorien in den Körper, da die tolle Knolle zu drei Viertel aus Wasser besteht.

Zur Erinnerung: Ein einzelnes Gramm Fett entspricht etwa neun Kalorien, und in einem einzelnen Gramm Weißmehl stecken etwa vier Kalorien.

Alltägliche Beispiele für eine sehr hohe Energiedichte sind Hamburger und Pizza, sowie weitere fettreiche Nahrungsmittel.

Studien belegen: Die Energiedichte beeinflusst indirekt die aufgenommene Energiemenge – früher hätte man gesagt: die Menge an Kalorien. Das Servieren von Lebensmitteln mit niedriger Energie hat unterm Strich weniger Kalorien und eine früheres Gefühl von Sättigung zur Folge. Umgekehrt resultiert die erhöhte Energiedichte in der Zufuhr von passiver Überkonsumierung von Nahrung, das heißt, es wird mehr gegessen, als der Körper benötigt.

Wissenschaftler sind sich zunehmend einig: Die Berücksichtigung der Energiedichte ist ein wichtiger Faktor bei der Wahl von qualitativem Essen. Es ist ein praktikabler Weg, um die Risiken von etwa einem Drittel aller Krebsarten zu reduzieren.

Zitat der Studienleiterin Dr. Cynthia A. Thomson, University of Arizona: "Es ist wichtig, Frauen in der Auffassung zu bestärken, dass ein normales Gewicht – was sehr wichtig ist – sie nicht davon befreit, sich immer wieder für möglichst gesunde Nahrung zu entscheiden."

Das Prinzip der Energiedichte ist ein relativ neues Konzept zur logischen Gewichtskontrolle. Vor allem amerikanische Ernährungswissenschaftler im Dietary Guidelines Advisory Committee betonten schon 2010, dass Nahrung mit niedriger Energiedichte eine große Chance für funktionierendes Gewichtsmanagement und erfolgreiche Gewichtsreduzierung bietet.

Es führt kein Weg daran vorbei: Der Verzehr von Lebensmitteln mit geringer Kalorienzahl pro Gramm oder Kilogramm erweist sich als intelligente Strategie. Umgekehrt besteht langfristig ein enger Zusammenhang mit hoher Nahrungsdichte und hohem Übergewicht.

Fasten bremst das Altern

Je mehr die Wissenschaft über die Funktion der Ernährung als Werkzeug der Evolution begreift, umso mehr Schlussfolgerungen, die auf viele Menschen schockierend wirken können, ergeben sich daraus. Vieles deutet darauf hin, dass eine vernünftige Einschränkung der Kalorienaufnahme bei gesicherter Zufuhr der nötigen Mikronährstoffe eine Fülle von positiven Wirkungen zeigen kann. Meist überwiegt natürlich Frust. Denn die Evolution hat uns mit unstillbarem Appetit ausgestattet, zur Verbesserung der Überlebenschancen unserer Nachkommen. Das einzelne Individuum handelte sich damit allerdings eine Beschleunigung der Alterungsveränderungen und schwere chronische Erkrankungen ein.

Dieses Tempo verstärkt sich auch noch, je älter wir werden. Im Umkehrschluss bedeutet das, dass intelligentes Fasten und Hungern gerade im Alter besonders effektiv die Lebensspanne verlängern kann.

Neueste Prognosen lassen erwarten, dass weltweit 93 Prozent der Menschen mindestens eine der sechs alterstypischsten Erkrankungen von Tinnitus bis Kniearthrose erleben werden. Mit großer Fokussierung auf die Ernährung wird versucht, die damit zusammenhängenden Probleme in den Griff zu bekommen.

Am 23. Februar 2017 veröffentlichte ein Team der University of Southern California, U.S.A. unter dem Langlebigkeitsforscher Dr. Valter D. Longo in der Fachzeitschrift „Cell" eine These, wonach abwechselndes Fasten und Essen erschöpfte Zellen der Bauchspeicheldrüse verjüngt, so dass sie wieder wirksames Insulin produzieren. Auf diese Weise kann Diabetes rückgängig gemacht werden – ein Hoffnungsstrahl für 520 Millionen Menschen mit Zuckerkrankheit **(Quelle: „Fasting-Mimicking Diet Promotes Ngn3-Driven ß-Cell Regeneration to Reverse Diabetes", Cheng et al.)**.

Derselbe Wissenschaftler Dr. Valter D. Longo hatte zuvor demonstriert, dass fünf Tage Fasten im Laufe eines Monats, drei Monate hintereinander, Risikofaktoren für Krebs, Diabetes, Herzprobleme und andere Leiden reduzieren kann.

Häufig ist die Rede von intermittierendem Fasten, Essensaufnahme zu bestimmten Zeiten und in strikt geregelten Zeitabschnitten. Ein Wechsel zwischen Nahrungsaufnahme und Nahrungskarenz.

Vermutet wird, dass Hungerphasen wegen vermeintlich drohender Gefährdung die Immunabwehr sensibilisiert und Reparaturprozesse intensiviert werden. Auch neurodegenerative Erkrankungen wie Multiple Sklerose können günstig beeinflusst werden, ebenso die Wirksamkeit von Chemotherapie. Als Nebeneffekt verschwand Bauchfett.

Schon im Jahre 1935 veröffentlichte der amerikanische Biologe und Altersforscher Clive McCay eine augenblicklich einflussreiche Arbeit über die Einschränkung der Nahrung für Ratten unmittelbar nach dem Ende der Stillzeit. Ihre Lebenszeit verlängerte sich auffallend. Weitere Studien zeigten die gleichen Ergebnisse bei jungen Mäusen und anderen Tieren. Die Autoren vermuteten eine Verlangsamung des weiteren Wachstums als Hauptursache, während andere auf den Abbau von Fett tippten. Inzwischen ist erwiesen, dass es auf die Verminderung von Kalorien ankommt. Durch sie werden alterstypische Erkrankungen und auch schon normale Prozesse des Älterwerdens wie beispielsweise Hormonrückgänge verzögert.

Die Umsetzung dieser Erkenntnisse in die Praxis ist schwierig, abgesehen von der Lust auf Essen. Viele Ältere nehmen jetzt bereits zu wenig Mikronährstoffe und Eiweiße zu sich. Auf keinen Fall dürfte eine Zufuhr an Antioxidanzien reduziert werden, da sich im älteren Organismus häufig bereits zelluläre Schäden durch oxidativen Stress angesammelt haben. Unter ärztlicher Anleitung müsste die Aufnahme hochdosierter Vitalstoffe sichergestellt sein.

Davon abgesehen, kann eine Kalorienrestriktion auch im Alter angewendet werden. Doch das fällt nicht leicht. Ein behutsames Vorgehen wird empfohlen, auch in Hinblick auf die Rolle des Essens in der Gesellschaft. Abnehmen erhöht in aller Regel den Appetit. Im Tierversuch dauerte bei erwachsenen Mäusen die Anpassung an weniger Futter sechs Monate.

Humanstudien belegen bereits nach wenigen Monaten messbare Veränderungen. Unter Normalernährung kam es anschließend zu beschleunigten Alterungsprozessen. Deshalb wird eher eine bescheidene, langanhaltende Reduzierung der Nahrungsmenge angeraten.

Im Alter werden wasserlösliche und aufquellende Ballaststoffe immer wichtiger. Während sie sich im Verdauungstrakt in eine klebrige Masse verwandeln, binden sie andere Moleküle und beeinflussen günstig die langsame Absorption des Nahrungsbreis. Bedeutende Quellen sind Leinsamen, die Kleie von Hafer, Äpfel und Brotkernmehl.

Mikronährstoffe zu Kohlenhydraten

Von den drei Makronährstoffen Kohlenhydrate, Fette und Eiweiße, den bedeutendsten Nahrungsgruppen, sind die Kohlenhydrate mit Abstand am kritischsten zu bewerten.

Sie dürfen als Altersverursacher eingestuft werden. Ihre Zuckermoleküle verketten sich mit Eiweißen und Säuren zu sehr störenden Bollwerken in den einzelnen Zellen. In der wissenschaftlichen Bezeichnung Advanced Glycosylation End Products, AGEs, zeigt die das Wort End, dass es sich um eine unumkehrbare Veränderung betroffener Eiweiße handelt. Das macht es für die Zellen so folgenschwer. Deren Funktionen werden eingeschränkt, vor allem die Neutralisierung von freien Sauerstoffradikalen. Auf diese Weise können die zuckerhaltigen Kohlenhydrate den oxidativen Stress und damit die Zerstörung von Zellen und Gewebeverbänden vorantreiben.

Mehr Kohlenhydrate bedeutet auch mehr Insulin. Wenn dieses Hormon in zu großer Menge und zu großer Häufigkeit im Laufe des 24-Stunden-Tages das Geschehen in den Blutgefäßen dominiert, drohen gefährliche Veränderungen an den Gefäßwänden. Im Gehirn werden gleichzeitig Neurotransmitter und andere Botenstoffe reduziert. Fachleute vermuten, dass diese Veränderungen Mangelzustände erzeugen und dadurch Altersprozesse beschleunigt fortgesetzt werden.

Solche belastenden Effekte durch Kohlenhydrate können vermutlich durch ausgewählte Mikronährstoffe abgeschwächt werden.

Chrom

Als günstig wird das chemische Element Chrom genannt, weil es eine Verstoffwechslung von Kohlenhydraten unterstützt. Die täglich notwendige Menge kann kaum durch die Ernährung gedeckt werden, denn vor allem Bierhefe und Grüner Tee sind relativ reich an Chrom. Das macht dieses Element zu einem geschätzten Inhaltsstoff in der Nahrungsergänzung.

Carnosin

Dieses Team aus Aminosäuren kann vermutlich Zellgewebe und Strukturteile ganzer Organe vor einer Anhäufung von AGEs, also veränderter Eiweißmoleküle, bewahren. Zu solchen Schädigungen zählen auch Eintrübungen der Augenlinse, die als Grauer Star oder als Katarakte bezeichnet werden. Augentropfen mit Carnosin sind bereits auf dem Markt. Die tägliche Zufuhr als Nahrungsergänzung betrifft meistens 100 bis 150

Milligramm.

Aspirin

Die antioxidativ wirkenden Substanzen des Aspirin haben, wie vor wenigen Jahren entdeckt wurde, auch das Potenzial, Eiweiße im Blutstrom vor schädlichen Veränderungen zu schützen.

Soja verbessert die Darm-Verhältnisse

Eine sehr günstige Rolle in Bezug auf die Darmflora bescheinigten spanische Biologen am Instituto de Productos Lácteos de Asturias, IPLA im Juli 2017 mehreren Soja-Isoflavonen. Sie konfrontierten die 37 wichtigsten Bakterienstränge im menschlichen Verdauungstrakt mit Daidzein und Genistein, sowie mit den Varianten Daidzin und Genistin. Durchwegs kam es zur Reduzierung schädlicher Bakterien – beispielsweise von Bacteroides fragilis, Lactococcus lactis subsp. lactis und Slackia equolifaciens durch Genistein - und zur Vermehrung verdauungsfreundlicher Bakterien wie Lactobacillus rhamnosus und Faecalibacterium prausnitzii ebenfalls durch Genistein. Die Wissenschaftler äußerten sich überzeugt davon, dass mit Soja-Isoflavonen gezielt Veränderungen in der Gesamtheit der Darmflora zu unseren Gunsten herbeigeführt werden können.

Gesundgetränk Tee

Die Biologin Veronica Emma Ek an der Universität von Uppsala, Schweden, arbeitet erst seit zehn Jahren als Wissenschaftlerin, doch im Juni 2017 veröffentlichte die Enddreißigerin in der Fachzeitschrift „Human Molecular Genetics" eine für Frauen eminent wichtige Erkenntnis: Der regelmäßige Genuss von Tee verändert die Aktivität von Genen und nimmt auf diese Weise Einfluss auf die Entwicklung folgender Zellgenerationen. Das bedeutet auch günstige Effekte in Bezug auf das Vermeiden einer Krebserkrankung, beziehungsweise auf eine bestehende.

Bekannt ist eine ganze Reihe von äußeren Faktoren, die Erbinformationen variieren können. Die meisten Eigenschaften haben leider negative bis sehr negative Konsequenzen, nämlich Änderungen, die unseren Zellen durch Rauchen, Umweltschadstoffe, zu geringe körperliche Aktivität oder Ernährung ohne Mikronährstoffe förmlich aufgezwungen werden. Der Körper nimmt bedrohliche Realitäten wahr und stellt sich auf sie ein. Solche Lebensstilprägungen können die Ursachen von Krebserkrankung, Herzproblemen und an deren chronischen Leiden sein oder zumindest zu ihnen beitragen.

Umgekehrt haben bereits in der Vergangenheit Studien gezeigt, dass Kaffee und Tee solche Risiken abschwächen können. Krebswachstum konnte eingedämmt, Entzündungsprozesse konnten umgekehrt werden. Auch ein Anstieg bestimmter Aktivitäten von körpereigenen Östrogenen durch Kaffee und Tee wurde gemessen. Es war jedoch nicht erkennbar, auf welche Weise das alles geschieht.

Die Wissenschaftler von Uppsala unter Führung von Dr. Veronica Emma Ek untersuchten weibliche Teetrinker und entdeckten genetische Reaktionen, die in den Stoffwechsel von Krebszellen eingreifen und auch die Prozesse mit dem Hormon Östrogen berühren.

Frische Teeblätter, aus denen durch unterschiedliche Herstellungsmethoden Schwarztee oder Grüner Tee entsteht, enthalten bis zu 80 Prozent Wasser. Der Rest besteht aus Polyphenolen, Eiweißen, Aminosäuren, Alkaloiden wie Koffein, Vitaminen und Mineralien, darunter Kalium, Fluoride, Zink und Mangan. Wesentliche Polyphenole sind die Flavonoide und Flavanole EC, EGC, ECG und EGCG. Das C steht jeweils für die Produktgruppe Katechine. Theaflavine, Gallsäure und Quercetin sind weitere bioaktive Substanzen.

Bei den männlichen Testpersonen traten diese Genveränderungen nicht auf. Deshalb wird vermutet, dass der

Haupteffekt durch den Teekonsum die Östrogene betrifft, die im weiblichen Körper in höherer Dosis vorkommen. Befragungen zeigten auch, dass die Frauen in den Testgruppen in der Vergangenheit insgesamt mehr Tee getrunken hatten als die Männer, was den Mechanismus natürlich verstärkte.

Die Studie verstärkt Erkenntnisse, wonach ein hoher Östrogenspiegel die Entwicklung bestimmter Krebsarten fördert. Es drohen größere Risiken in Bezug auf Brustkrebs, Eierstockkrebs und Gebärmutterschleimhautkrebs. Deshalb ist es wichtig, eine bestehende Östrogendominanz individuell ausgewogen sorgfältig zu therapieren. Ein natürlicher Weg ist, die Fähigkeit des Organismus, seine Östrogene sinnvoll zu verarbeiten, zu verbessern, so dass weniger für ungewünschte Aktivitäten zur Verfügung stehen.

Während noch nicht durchschaubar ist, auf welche Substanz genau es ankommt, ist es keine Frage mehr, dass Teekonsum das Krebsgeschehen stört und den Einsatz von Hormonen in eine günstige Richtung lenkt **(Quelle: „Tea and coffee consumption in relation to DNA methylation in four European cohorts", Veronica E. Ek et al., Human Molecular Genetics, 2017).**

Entscheidendes Trio: Aminosäuren, Eiweiße, Hormone

Die für die Gesundheit der Frau wichtigsten Hormone entstehen aus besonderen, dafür befähigten Eiweißmolekülen oder direkt aus speziellen Verbindungen einiger weniger oder sehr vieler Aminosäuren. Gemessen am unverzichtbaren Anteil der Aminosäuren an allen biologischen Prozessen in unserem Körper findet diese spezielle Gruppe von Vitalstoffen bei den allermeisten Menschen praktisch gar keine Beachtung. Das ist bedenklich. Denn jeder Mangel an diesen lebenswichtigen Substanzen riskiert letztendlich auch ein Defizit an Hormonen.

Auch hier wird die grüne Apotheke der Natur zum wertvollen Partner unserer Gesundheit. In der Präventionsmedizin werden Aminosäuren pflanzlicher oder tierischer Herkunft inzwischen zunehmend als Hilfsstoffe bei der Abwehr von vorzeitigen alterstypischen Veränderungen unserer Organe eingesetzt.

Dafür sprechen gewichtige Gründe.

Sie sind potente Fänger von Sauerstoffradikalen, die durch sie neutralisiert werden.

Sie agieren selbst als Signalboten im Nervensystem.

Sie schützen Muskelgewebe vor Abbau, und zwar hauptsächlich die Aminosäure Leucin in rohem Rindfleischtatar, in rohem Lachs, in der Kuhmilch und in Walnüssen.

Die Zusammensetzung ihrer Ansammlung innerhalb einer Zelle verändert sich mit jeder Nahrungsaufnahme von Eiweißen oder Fetten.

Nach dem Verzehr werden Eiweiße im Darmtrakt in ihre Aminosäuren zerlegt. Aus diesen werden neue Eiweiße gebildet und im Blutstrom den Zellen zugeleitet. Innerhalb eines Tages wird der gesamte Bestand an Aminosäuren in aller Regel drei bis vier Mal aufgebraucht und ersetzt.

Im so genannten Aminosäurenpool sind 23 Säuren essenziell, das heißt, sie sind lebenswichtig. Einige kann der Körper aus Vorstufen selbst synthetisieren, zum Beispiel das unerlässliche Arginin. Eine kleine Gruppe von neun muss regelmäßig zugeführt werden, da wir sie nicht selbst erzeugen können. Zu den bekanntesten zählen Tryptophan, Methionin, Leucin, Valin,

Threonin, Phenylalalin und Histidin. Eiweiße der Milch und vom Fleisch enthalten alle neun. Vegetarier haben die theoretische Chance, sich durch Vollkorngetreide oder Gemüse wie die Hülsenfrucht Bohne zu versorgen, doch allen pflanzlichen Eiweißen fehlt das eine oder andere essenzielle Aminosäure.

Manche Experten glauben, dass wir uns in Bezug auf das Begreifen der Geheimnisse unseres Stoffwechsels noch im Mittelalter befinden.

Vermutlich sind an der Entstehung jeder Krankheit im menschlichen Körper Störungen der Prozesse mitbeteiligt, mit denen aus Nährstoffen Energie und spezielle Substanzen wie beispielsweise Hormone oder ihre Vorstufen gebildet werden.

Kontinuierlich vermehrt die moderne Forschung unser Wissen. Immer wieder wird die Notwendigkeit einer ausgeglichenen Ernährung betont, die uns mit allen nötigen Vitalstoffen versorgt. Schon das Umsetzen dieser Empfehlung ist schwierig genug. Aber es gibt eine weitere Hürde.

Unsere Lebensmittel sind in hohem Maße von Mikronährstoffen entleert, wofür vor allem der Zustand der Böden und die Industrieprozesse der Verarbeitung zu beklagen sind. In aller Regel fehlen deshalb die für unsere Organe wertvollsten Vitamine, Phytamine, Enzyme, Mineralstoffe, Spurenelemente und Aminosäuren. In einigen Regionen der Welt werden deshalb beispielsweise Düngemittel mit dem Element Selen angereichert, etwa in Finnland, um dessen Defizite in der Erde auszugleichen. Bei uns nicht. Es gibt Hinweise, wonach etwa 70 Prozent der Bevölkerung zu wenig Selen aufnehmen, wegen einseitiger Ernährung oder wegen schlechter Absorption.

Ähnliche Unsicherheiten betreffen Hunderte Mikronährstoffe. Für eine Frau mit einem Mangel an den Vitaminen B 12 und B 6 sowie der Aminosäure Arginin beispielsweise bedeutet das, dass sie ihren Körper mit erheblichen Gefahren konfrontiert und den Zusammenhang nicht einmal begreift. Auswirkungen zeigen sich Jahre zu spät. Die Mehrzahl ist dann unumkehrbar.

Was genau droht bei einem Mangel an Aminosäuren?

Nervenschäden durch Diabetes werden wahrscheinlicher. Erschöpfungssymptome und Reizbarkeit wechseln einander ab. Freie Sauerstoffradikale attackieren Gefäßwände. Das Risiko von Herzattacken wird verfünffacht. Im Gehirn fehlen wichtige Substanzen für die Produktion von Neurotransmittern wie dem Glückshormon Serotonin. Schäden an den grauen und anderen Zellen des Gehirns führen zu kognitiven Verlusten und zu Alzheimer.

Jeder Mangel an diesen Säuremolekülen führt durch seine Folgen zu einem Mangel an wertvollen Eiweißen. Denn der Körper versucht, durch Raubbau an seiner Eiweißsubstanz Aminosäuren herauszubrechen.

Ein großer Freidenker des 19. Jahrhunderts, Robert Green Ingersoll, kam zu dem Schluss: „In der Natur bestehen weder Belohnung noch Bestrafung, nur Konsequenzen."

Aminosäuren – ein Frauenmangel

Im Körper der Frau ist ein Mangel an den wichtigsten Aminosäuren wesentlich wahrscheinlicher als beim Mann. Sie stecken in den Eiweißen, und davon verliert die Mehrzahl der Frauen im Laufe des Lebens wesentlich mehr. In der Schwangerschaft entstehen aus ihnen die Milliarden Zellen für das neue Leben. Auch das Stillen leitet diese Eiweißbausteine aus dem Organismus der Mutter ab. Von diesen Verlusten erholen Frauen sich nicht sehr schnell. Der daraus resultierende Mangel könnte biologisch die häufige Wochenbettdepression erklären.

Auch übermäßiger Stress ist ein Aminosäureräuber, der vor allem vom Gehirn Höchstleistungen abruft.

Ohne die erforderliche Unterstützung durch zusätzliche Vitalstoffe ist der Körper nicht im Stande, seine körperlichen und mentalen Fähigkeiten zuverlässig abzurufen.

Sowohl das Gesamteiweiß im Blut wie die im Gehirn aktiven Aminosäuren oder mehr als 20 sehr wichtigen werden durch Blutanalysen ermittelt. Auch die Urinuntersuchung liefert Daten. Die Auflistung der Aminosäuren im Vergleich zu Normalwerten liefert das Aminogramm. Wer geringste Zweifel hat, kann seinen Organismus sofort mit eiweißreicher Kost unterstützen. Gern empfohlene Beispiele: Pellkartoffeln mit Quark, Wildreis mit Shiitake-Pilzen.

Die gute Nachricht: Das wissenschaftliche Interesse an Arginin, Methionin, Tryptophan & Co. im Alter nimmt zu. Eine Studie der Deutschen Angestellten Krankenkasse DAK 2011 über Mangel an Eiweiß, Aminosäuren und Vitaminen lag genau im Trend. Das Durchschnittsalter lag bei 74 Jahren. Nach einer Einlieferung wegen Diabetes oder einem Knochenbruch wurde ein starker Anstieg an Patientinnen und Patienten mit einem Eiweißmangel ermittelt. Nach diesen Zahlen könnte jeder Zwölfte über 60 einen ähnlichen Versorgungsbedarf haben. Bei Schwächezuständen, Stoffwechselproblemen wie Zuckerkrankheit und starkem Gewichtsverlust rät die Kasse zu genauen Messungen. DAK-Ernährungstipps: Vollmilch, Milchprodukte, Gemüse, Obst, Vollkornlebensmittel, Fisch und Fleisch.

Die realen Bedingungen unserer Umwelt erschweren es dem Organismus immer mehr, richtig versorgt zu werden oder Mikronährstoffe in vollem Umfang zu absorbieren. Feinstaub aus Verbrennungsprozessen, Hormone im Tierfutter der industriellen Massenviehzucht, verstärkter Einsatz von Giftstoffen und Kunstdünger in der Agrarindustrie – viele Alltagsfaktoren beeinflussen, ob und wie intensiv der Körper Mikronährstoffe und andere Vitalstoffe nutzen kann. Rauchen und Alkoholmissbrauch sind weitere Negativfaktoren. Einen besonders störenden Anteil haben die in den Fertigungsprozessen der Nahrungsmittelindustrie verwendeten chemisch wirkenden Substanzen. Allein bei der Herstellung von Brot sind Hunderte verschiedene Enzymarten zugelassen.

Das am stärksten von Eiweißspiegeln und Aminosäuren abhängige Organ ist das Gehirn. Drei der neun unverzichtbaren Aminosäuren sind nur dort aktiv, allen voran das stimmungsbestimmende Tryptophan, aus dem das Glückshormon Serotonin gebildet wird. Aus der Aminosäure Phenylalalin entstehen die Botenstoffe des Antriebs, Dopamin und Noradrenalin.

Fisch, Rinderfilet, Haferflocken

Die Versorgung mit Aminosäuren in einer hochwertigen Ernährung ist zielstrebig der sicherste Weg, bestehenden oder drohenden Mängeln entgegenzuwirken.

Diese sechs essenziellen Aminosäuren müssen vorrangig verzehrt werden: Isoleucin, Tryptophan, Leucin, Lysin, Phenylalalin und Threonin. Ihr Tagesbedarf für eine Frau von 60 Kilogramm reicht von 240 Milligramm Thryptophan bis 2.340 Milligramm Lysin.

Stark eiweißhaltige Nahrungsmittel versorgen in aller Regel auch reichlich mit Aminosäuren.

Auch zwei Mal pro Woche Fisch ist ein zuverlässiger Weg, sich damit einzudecken. Die eiweißreichsten Arten sind Thunfisch, Heilbutt, Forelle, Lachs, Makrele, Hecht Barsch und Karpfen.

Fleisch besteht etwa zu einem Fünftel aus Eiweiß.

Bei Wurstwaren reduziert sich wegen des Fettanteils ohne Aminosäuren die Versorgung mit diesen Vitalstoffen. Als Ausweg bieten sich magere Sorten wie Geflügelwurst an, oder ersatzweise Schinken, gekocht oder geräuchert.

Milch, Milchprodukte wie Joghurt und Käse, sowie Buttermilch sind ebenfalls beliebte Aminosäurenquellen.

Hier einige Spitzenreiter in ihrer Kategorie der Lebensmittel mit vielen Aminosäuren:

Kabeljau, Sardine; Schweinefilet, Rinderfilet; Cottage Cheese, Speisequark, Edamer, Camembert, Vollmilch; Roggenvollkornbrot, Sonnenblumenkerne, Haferflocken, Mandeln; Champignons, Feldsalat, Grünkohl, Blumenkohl, Brokkoli, Aubergine, Paprika.

Immer wieder Arginin

Eine Studie lenkte im Jahre 2010 das Interesse auf den Umstand, dass Frauen beim Eintritt in die Wechseljahre ein besonderes Risiko erleben, das sich in ihren Gefäßen für Blut und die Lymphflüssigkeit abspielt. Es ist mit den besonderen Herzgefahren in diesem Zeitabschnitt verbunden.

Es geht um eine äußerst empfindsame und sehr dünne Schicht der Innenauskleidung, die allmählich verhärtet und verkrustet. Dabei ist sie für hochintelligente und sensible Funktionen zuständig. Sie heißt Endothel. Diese innerste Wandschicht besteht aus etwa zehn Billionen Zellen. Ihre mit dem Blut oder der Lymphe in Kontrakt tretende Fläche ist bis zu 7.000 Quadratmeter groß. Das macht die Dynamik deutlich, die von Störungen dort zu befürchten ist.

In dieser folienartigen Barriere entscheiden sich vor allem der Stoffaustausch zwischen den Gefäßen und den angrenzenden Geweben, die Fließfähigkeit des Blutes, der Blutdruck und als Werkzeug der Abwehrkräfte für die Eindämmung von Entzündungsprozessen.

Dort geht mit dem Hormonabfällen plötzlich eine besonders positive Eigenschaft im weiblichen Körper verloren: die Fähigkeit, die Gefäßweite zu regulieren und damit die Versorgung mit Blut und Sauerstoff und anderen Substanzen zu optimieren. Erklärt wird diese Funktionsstörung damit, dass das für die Gefäßerweiterung notwendige Stickstoffmonoxid ein Partner der Östrogene ist und ebenso wie die weiblichen Sexualhormone nach und nach schwindet. Vermutlich ist es diese Veränderung in den Gefäßen mit Erschwernis der Blutzirkulation, die in erster Linie Wechseljahrbeschwerden wie Hitzewallungen, Herzrasen, Schweißausbrüche und Kopfschmerzen verursacht.

Hier bietet die grüne Apotheke der Natur einen einzigen und gleichzeitig genial einfachen Ausweg: Aus der Aminosäure Arginin wird dieser wichtige Botenstoff in Form des gefäßerweiternden Gases gebildet, und die ausreichende Zufuhr von Arginin bringt den Gefäßen die verlorene Elastizität zurück.

Dabei ist es günstig, dass Arginin im Blutstrom bleibt und in das Gas umgewandelt wird und nicht in die angrenzenden Zellen entweicht. Deshalb ist es sinnvoll, eine weitere Aminosäure, Lysin, ebenfalls einzubringen. Denn Lysin hemmt diesen Übergang.

Arginin profitiert besonders von der Präsenz dreier weiterer Vitalstoffe aus der Vitamin B-Familie: Folsäure, Vitamin B6 und B12.

Bedeutende Argininquellen sind

demzufolge: Sojasamen, Schalentiere, Fisch, Rind, Lamm, Ente, Schwein, Spinat, Kürbiskerne, Wasserkresse, Seetang.

So wie den beiden Aminosäuren Arginin und Lysin werden inzwischen einigen Dutzend weiteren bestimmte Funktionen zugeschrieben. Sie alle können einer Frau in den Wechseljahren das Leben erleichtern. Nennenswert sind neben den bereits angeführten: Ornithin, Isoleucin, Cystein, Tyrosin, Histidin, und Tryptophan.

Aminosäuren werden in Apotheken, Drogeriemärkten, Reformhäusern und auf Herstellerwebseiten in verschiedenen Produktformen angeboten: als Pulver, in Kapseln, in Tabletten oder als Amino liquid. Ein europäischer Test von mehreren Dutzend Aminosäurepräparaten unter verschiedenen Gesichtspunkten, darunter auch Bioverfügbarkeit, Verträglichkeit, Qualität und Preis-Leistungs-Verhältnis für Konsumenten ergab sehr enttäuschende Resultate. Nur ein Produkt wurde als sehr gut und nur drei wurden als gut befunden.

Aminosäuren fürs Abnehmen

Die beiden unverzichtbaren Eiweißbausteine Lysin und Methionin verbinden sich zu der Aminosäure Carnitin. Dieser biologische Prozess kann durch chronische Erkrankungen mit Durchblutungsstörungen, bei Lebererkrankungen oder Problemen mit dem Zuckerstoffwechsel bei Diabetes ziemlich gehemmt sein, wodurch ein Carnitinmangel recht häufig wird. Diese Aminosäure wird jedoch benötigt, um Fettmoleküle in jene Zellen hineinzuschleusen, in denen sie in eine aktive Energieform umgewandelt werden können. Die Aminosäure Carnitin rangiert deshalb unter den beliebtesten Fatburners, Fettverbrennern.

Das Resultat aus einer vielbeachteten Studie von 2013 unter wissenschaftlicher Aufsicht an übergewichtigen Frauen nach der Menopause macht Mut: Vor allem wegen der Einnahme von Carnitin in täglich einer Kapsel mit 500 Milligramm reduzierte sich bei gleichbleibender Ernährung und Bewegung der Fettanteil in vier Wochen um 400 Gramm. Laien erscheint das als wenig, aber es bestätigt die funktionelle Leistung. Der Bauchumfang war um 1,3 Zentimeter kleiner.

Weniger Aminosäuren, weniger Lebenskraft

Unterm Strich hinterlässt ein ausgeprägter Mangel an Aminosäuren deutliche Spuren im gesamten Organismus. Die Gehirnleistung sinkt, Nieren erschöpfen rascher, dem Immunsystem fehlen aggressive Killerzellen, Muskelmasse wird abgebaut und Infektionen werden wahrscheinlicher. Im äußeren Erscheinungsbild zeigen sich fahle Haut und dünnes Haar.

Besonders für den älteren Menschen ist ein spezieller Vitalstoff eminent schon deshalb wichtig, weil er – wie erwähnt - aus 191 Aminosäuren zusammengesetzt ist: Diese Substanz fungiert unter dem populären Namen Wachstumshormon, auf Englisch Human Growth Hormone, doch zutreffender ist die Bezeichnung Somatropin, abgekürzt STH. Aus dem Griechischen entlehnt, heißt das: „den Körper ernährend."

Dieser Botenstoff wird Hormon der Lebenskraft genannt, wegen seiner aufbauenden Wirkung auf einzelne Zellen, auf ganze Gewebe, auf die Regeneration der inneren Organe, auf Muskeln und Knochen. In unserem wichtigsten Muskel, dem Herzmuskel, wird dieses Hormon zur Vermehrung von Zellen benötigt.

Im Gehirn fördert hauptsächlich die Aminosäure Arginin auf Grund verschiedener Reize, dass Somatropin freigesetzt wird. Es ist derselbe Eiweißkörperbaustein, aus dem der gasförmige Botenstoff Stickstoffmonoxid mit der wichtigen Eigenschaft der Gefäßerweiterung gebildet werden kann – seine einzige Vorstufe.

Im Laufe der Jahre lässt uns die Hirnanhangdrüse als Quelle des Wachstumshormons nach und nach im Stich. Spätestens um den 70. Geburtstag herum erreicht die körpereigene Produktion einen Tiefstand, der höchstens noch die Hälfte jüngerer Höchstwerte erreicht.

Die Hormonspiegel von Östrogen und Somatropin sind eng verknüpft, sowohl im weiblichen wie im männlichen Organismus. Für die Frau entsteht so eine besonders ausgeprägte Problematik. Diese Koppelung raubt ihr in der Menopause dramatisch rasch auch dieses Hormon.

Ein Quartett für die Frauengesundheit

Nahrungsempfehlungen für die Frau und für den Mann ähneln sich in der Regel, doch in Bezug auf Vitamine hat der weibliche Organismus deutlich andere Erwartungen. Der Körper braucht diese Moleküle nicht für mehr Energie, sondern für biologische Funktionen. Viele Vitamine und ihre Vorstufen müssen in einer ausbalancierten Ernährung enthalten sein, da sie aus dem Stoffwechsel allein nicht entstehen. Das gilt vor allem für dreizehn so genannte essenzielle Vitamine:

Vitamin A ... für das Auge, die Haut, das Skelettsystem,

Vitamin B1 ... für die Fettverbrennung,

Vitamin B2 ... als Radikalfänger,

Vitamin B3 ... zum Schutz der Gefäße, des Herzens und des Gehirns,

Vitamin B5 ... zur Hormonproduktion,

Vitamin B6 ... für den Schutz der Zellwände,

Vitamin B7 ... als Helfer im Stoffwechsel, als Freunde von Haut und Nägeln,

Vitamin B9 ... als Folsäure der wichtigste Nervennährstoff,

Vitamin B12 ... für rote Blutkörperchen und Nervenzellen,

Vitamin C ... für Reparaturprozesse,

Vitamin D ... für die Knochengesundheit,

Vitamin E ... als Radikalfänger,

Vitamin K ... im Blut, im Kreislaufsystem und in den Knochen und für den Neurotransmitterbaustein

Cholin ... für Nerven und Muskeln.

Vier Vitamine stehen in der Frauengesundheit ab der Lebensmitte besonders im Fokus.

Vitamin B3: Höchsten Stellenwert hat nach dieser Phase die Erhöhung der anti-oxidativen Schutzaktivitäten des Körpers. Es wäre eine wirksame Altersbremse. Dabei spielen ein unscheinbares Enzymmolekül mit einem unaussprechlichen Namen, Nicotinamidadenindinukleotid, und seine Derivate wichtige Rollen. Sie rangieren in der wissenschaftlichen Literatur unter Abkürzungen wie NAD, NADH und NADPH.

Für den Laien ist entscheidend, wie er diese Selbstheilungspotenziale verstärken und abrufen kann. Das lenkt den Blick besonders auf das Vitamin B3, auch Niacin genannt. Erst im April 2017 haben spanische Forscher am National Cancer Research Centre,

CNIO, in Zusammenarbeit mit der Universität Valencia an weiblichen Mäusen mit der Gabe von NADPH das gesamte anti-oxidative Programm der Nagetiere stark verbessert. Vitamin B3 ist entscheidend für die Produktion des Enzyms NADPH. Beste Nahrungsquellen für dieses Vitamin: Thunfisch, Huhn, Truthahn, Lachs, Sardinen, Rindfleisch und brauner Reis.

Vitamin B6: Es überzeugt durch vielfältig günstige Wirkungen.

Wegen seiner zahlreichen Funktionen verursacht ein Mangel dieses Vitamins eine ganze Palette von Symptomen. Etwa 75 Prozent der Frauen erleben prä-menstruale Spannungen durch eine Überversorgung mit Östrogenen. Vitamin B6 fördert die Entgiftung der weiblichen Sexualhormone in der Leber, senkt den Hormonspiegel und kommen in einer Behandlung der komplexen Beschwerden beim Prämenstruellen Syndrom in Betracht.

B6 reduziert einen erhöhten Spiegel an Homocystein und vermindert die Bereitschaft zur vermehrten Bildung von Blutplättchen. Das senkt Herzrisiken. Dieses Vitamin ist unerlässlich für die Produktion der Gehirnhelfer Serotonin, Dopamin und Noradrenalin. Bei Depression liegt häufig ein Mangel vor. Bestimmte Nervenschäden, etwa die diabetische Neuropathie und das Carpal-Tunnel-Syndrom, werden durch die therapeutische Nahrungsergänzung mit B6 gebessert. Auch die Empfindlichkeit gegenüber Monosodiumglutamat und weiteren Lebensmittelzusätzen kann durch B6 verringert werden.

Die Antibabypille reduziert den Vitamin B6-Spiegel.

Quellen: Sojabohne, brauner Reis, Hefe, Sonnenblumenkerne.

Vitamin B12: Ein akuter Mangel an dem sehr wichtigen Vitamin B12 kann leicht unerkannt bleiben, da daraus resultierende Gesundheitsprobleme als Symptome anderer Störungen missdeutet werden können, etwa Diabetes. Sogar Ärztinnen und Ärzte könnten Anzeichen auch für unauffällige Altersveränderungen halten. Denn der Vitaminmangel hat viele bekannte Gesichter: Kraftlosigkeit, Dauererschöpfung, Kribbeln oder Taubheit in Gliedmaßen, Gehprobleme, Unsicherheit auf den Beinen, Konzentrationsschwäche, kognitive Verluste. In selteneren Fällen schwillt die Zunge an oder sie entzündet sich, die Haut verfärbt sich gelblich, es kommt zu Blutarmut und zu Wahnvorstellungen.

Ältere Menschen riskieren eine Mangelversorgung wegen einer verringerten Absorption, wegen unerwünschter Wirkungen von Medikamenten oder wegen geringeren Appetits.

Die meisten Sorten Fleisch, Eier und Milchprodukte sind gute Quellen von

Vitamin B12. Mageres Geflügel empfiehlt sich besonders.

Vitamin D: Diese Substanz wird traditionell als Vitamin geführt, ist aber ein Hormon, das entsteht, wenn unsere Haut Sonnenlicht ausgesetzt ist. An den Umstand, dass wir für ein Leben unter freiem Himmel konzipiert wurden, erinnert die Tatsache, dass jede Körperzelle zwei Andockstellen für dieses Sonnenhormon besitzt. Die biologisch wirksame Menge kräftigt die Abwehrpotenziale des Immunsystems, beschränkt Entzündungsprozesse und steuert das Zellwachstum. Während einerseits viele Zeitgenossen ihre Zeit unter freiem Himmel tendenziell reduzieren, schützen sie andrerseits ihre Haut immer intensiver mit chemisch wirkenden Sonnencremes, wenn sie das Haus verlassen. Unterm Strich werden dem Körper Möglichkeiten genommen, Vitamin D zu produzieren. Das Ergebnis: mehr als eine Milliarde Menschen weltweit hat vermutlich ein Vitamin D-Defizit.

Präventionsmediziner empfehlen die Verwendung von chemischem Sonnenschutz nur unter streng strategischen Gesichtspunkten.

Etwas ungefiltertes Sonnenlicht ist unerlässlich für deinen stabilen Vitamin D-Haushalt.

Der Mangel an diesem Vitamin stellt die Weichen für Knochenbrüche und Muskelschwäche, die zu Stürzen führen kann. Darüber hinaus wäre es ein Alarmsignal in Bezug auf problematische Verhältnisse in einem betroffenen Organismus. In erster Linie ist an schlechte Absorption von Nährstoffen, an Magen-Darm-Erkrankungen und an Diabetes zu denken. Sie alle vermindern die Fähigkeit, diesen Vitalstoff herzustellen.

Ein Vitamin D-Mangel wird in verschiedenen Studien mit neurovaskulären Schäden an den wichtigsten Blutgefäßen für Gehirngewebe generell, für das Stammhirn und für den oberen Abschnitt des Rückenmarks in Verbindung gebracht. An der University of Massachusetts wurde bei 96 Schlaganfallpatientinnen besonders Augenmerk auf die Vitamin D-Versorgung gelegt. Betroffene mit sehr geringem Spiegel zeigten in der Regel doppelt so große Flächen von ab,gestorbenen Geweben wegen Durchblutungsstörung im Vergleich zu normalem Vitamin D-Bild. Es wurde errechnet, dass je zehn Nanogramm pro Milliliter Vitamin D weniger die Wahrscheinlichkeit einer Wiederherstellung nach Schlaganfall innerhalb von drei Monaten halbiert war, unabhängig vom Alter oder von der Schwere der Erkrankung.

Bei Verdacht auf eine Unterversorgung sollte dieses Vitamin im Blut gemessen werden.

Hinweis: Um einem normalen Vitamin D-Spiegel zu erhalten oder einen zu niedrigen zu erhöhen, genügt es, sich in der Nachmittagssonne mehrmals pro Woche zwischen fünf und 30 Minuten aufzuhalten.

Starkes Vitalduo: Q10 und Selen

Das Älterwerden ist in letzter Konsequenz weniger eine Frage der Jahre als wie weit wir unseren Körper vor schädlichen Effekten mit summierender Wirkung schützen können. Die Anti-Aging-Wissenschaft konzentriert sich dabei auf die Zellalterung und auf den langsamen Verlust von Funktionen und von Reparaturprozessen.

Einer der hauptbeschuldigten Übeltäter ist oxidativer Stress. Egal ob die freien Sauerstoffradikale durch unseren Stoffwechsel unvermeidlich ganz natürlich und normal entstehen, ob sie als Soldaten der Krankheitsabwehr rekrutiert werden oder ob sie aus giftigen Quellen in unserer Umwelt stammen – was sie zur Bedrohung macht, ist erst ihre gemeinsame Überzahl, die ein Ungleichgewicht zwischen den im Körper wirkenden anti-oxidativen Verteidigungsstoffen und reaktiven Sauerstoffspezies entstehen lässt.

Am stärksten gefährdet sind Bauteile der Minikraftwerke in unseren Körperzellen, Mitochondrien genannt. Sobald dort die Produktion von Lebensenergie gestört wird, sterben Zellen ab … das betroffene Organ altert.

Wissenschaftler an der University of Maryland, U.S.A., berichteten im Juni

2017 von Studien an Zellproben aus der Haut gesunder Erwachsener von 80 Jahren und älter. Im Labor konnten mit verschiedenen anti-oxidativen Substanzen Alterseffekte an den Hautzellen rückgängig gemacht werden. Jetzt wird geprüft, welche dieser Moleküle in Kosmetika verwendet werden können.

Eine Schlüsselrolle zu unserem Vorteil spielt eine bestimmte Wirkungsgruppe von Enzymen, die als Teamplayer wichtige biologische Stoffwechselprozesse ermöglichen. Wichtigstes dieser Koenzyme ist Q10, eine mit der Nahrung aufgenommene oder vom Körper selbst produzierte Substanz. Sie erscheint in zwei Formen im Blut, als Ubichinon und Ubichinol, und macht freie Sauerstoffradikale durch Neutralisierung harmlos.

Schon deshalb wird Q10 als Anti-Aging-Vitalstoff schlechthin bezeichnet. Nachgewiesene Effekte wurden bei mehreren Krankheitszuständen erzielt, zu denen Migräne, Bluthochdruck, Nervenleiden, Muskelabbau und Makuladegeneration der Netzhaut durch Sauerstoffradikale in UV-Strahlen des Sonnenlichts zählen.

Die durchschnittliche Aufnahme aus der Nahrung wird auf täglich drei bis fünf Milligramm Q10 geschätzt. Das reicht nicht. Die Fähigkeit, Q10 zu absorbieren oder herzustellen, nimmt außerdem mit jeder Dekade um etwa 20 Prozent ab. Zusätzlich sind 143 verschreibungspflichtige Arzneistoffe bekannt, die den Spiegel dieser aktiven Schutzsubstanz drücken – chemische Wirkungsstoffe in Beta-Blockern, Antidepressiva, Antibiotika, Medikamenten zur Chemotherapie, Hormonersatztherapie und vor allem sogenannte Statine, also Medikamente mit enzymhemmenden Wirkungen, beispielsweise Cholesterinsenker.

Ein Rückgang an Q10 senkt auch die Konzentration von Vitamin E, einem weiteren wichtigen Radikalfänger.

Unterm Strich wird von Präventivmedizinern allgemein empfohlen, ab der Lebensmitte die notwendige Q10-Versorgung durch Nahrungsergänzung zu sichern. Weil eine optimale Wirkung zeitlich mit der Nahrungsaufnahme angestrebt wird, die zur Freisetzung von Sauerstoffradikalen führt, wird die Einnahme chronobiologisch am Morgen empfohlen. Vor allem die Organe Herz, Nieren, Leber und Gehirn profitieren von dem anti-oxidativen Schutz, kombiniert mit einer Energieverstärkung.

In dieses Bild passt eine Studie aus Schweden, die im April 2017 in der führenden Fachzeitschrift der Herzmedizin „International Journal of Cardiology“ veröffentlicht wurde. Zielgruppe waren 443 relativ gesunde Testpersonen zwischen 70 und 88 Jahren. Die Hälfte bekam ein Scheinpräparat ohne Wirkung, Placebo, die übrigen schluckten täglich die relativ hohe Dosis von 200 Milligramm Q10 und 200 Mikrogramm Selen. Das chemische Element Selen recycelt verbrauchte Q10-Moleküle und verstärkt deren Wirkungen. Innerhalb von fünf Jahren verstarben an Herz-Kreislauf-Erkrankungen in der Scheingruppe 28 Personen und in der Q10-Selen-Gruppe 13 Personen.

Vermutlich durch die Nahrungsergänzung verbrachten die mit den beiden Vitalstoffen speziell Versorgten 247 Tage weniger in einem Krankenhaus und sie in Interviews schilderten sie eine durchwegs bessere Lebensqualität.

In ihren Erklärungen betonten die Wissenschaftler, dass oxidativer Stress alle Altersprozesse beschleunigt und dass die Kombination von Q10 und Selen besonders die Älteren davor schützt. Weil das Herz besonders viel Energie benötigt und in den Herzmuskelzellen erzeugt, sind die positiven Wirkungen gerade dort sehr einleuchtend. Auch das Gehirn ist ein Organ mit hohem Energieverbrauch.

Lebensmittel mit viel Q10 sind Lachs, Thunfisch, Leber und Vollkornprodukte. Selen ist in Weizenkeimen, Hefe, Schalentieren, Sonnenblumenkernen und Paranüssen enthalten.

Wichtige frühe Jahre

Wissenschaftler werteten im Auftrag der französischen Forschungseinrichtung INSERM, Institut national de la santé et de la recherche médicale, die Daten von 10.670 Frauen aus der Nurses' Health Study aus und verfolgten diese Schicksale 15 Jahre lang. Nur elf Prozent der Untersuchten wurden als gesund älterwerdend eingestuft. Für die allermeisten von ihnen galt, dass sie die mediterrane Ernährung mit Früchten und Gemüse, sowie salzarm und zuckerarm, praktizierten. Die Autoren kamen zu dem Urteil, dass richtige Ernährung weit vor der Lebensmitte als ein ganz besonderer Faktor in Bezug auf bessere Gesundheit im höheren Alter zu sehen ist.

Ein Team am Minneapolis Heart Institute in Minnesota, U.S.A., studierte die Wirkung einer Kost reich an Früchten und Gemüse während des frühen Erwachsenenalters und mögliche Auswirkungen auf die Gefäßgesundheit 20 Jahre später. Konkret ging es um 2.508 Teilnehmerinnen an der CARDIA-Untersuchung 2014, Abkürzung für Coronary Artery Risk Development in Young Adults, mit Fokus auf die Herzgesundheit, beziehungsweise auf Arterienablagerungen bis zur Verkalkung. Frauen zwischen 20 und 30, die bis zu neun Portionen Früchte und Gemüse täglich angeben konnten, hatten im Vergleich zu jenen mit nur drei bis vier Portionen durchschnittlich um die 40 Prozent weniger Schäden an Gefäßwänden 20 Jahre später. Dabei spielte die spätere Art, sich zu ernähren, eine geringe Rolle. Die Forscher leiteten davon ab, dass die Anhäufung von gefährlichen Ablagerungen in Blutgefäßen ein lebenslanger Prozess ist und dass gerade im jungen Erwachsenenalter durch optimale Nahrungswahl die Weichen in Richtung Gesundheit gestellt werden.

Mikronährstoffe – für Frauen empfohlen

Einige pflanzliche Mikronährstoffe gelten als besonders für Frauen empfehlenswert, aus unterschiedlichen Gründen.

Die Ähren des Hopfens sind reich an Phytohormonen, die den Östrogenen ähneln. Kapseln mit Hopfenextrakt enthalten sein Flavanoid Xanthohumol mit verschiedenen Gesundheitswirkungen, etwa als Östrogenersatz, und zur Linderung von anfänglichen Menopausebeschwerden. Als therapeutische Darreichungsform kommt Hopfentee in Frage.

Die chinesische Heilpflanze Schisandrabeere, auch als Beere der fünf Geschmäcker bekannt, stärkt die Leberleistung, das Gedächtnis, die Sehfähigkeit und das Gehör. Auch als Aphrodisiakum für beide Geschlechter hat sie Tradition. Neueste Studien belegen Verbesserungen von Wechseljahrbeschwerden. Anwendungen: Kauen getrockneter Früchte, als Tee oder in Kapseln mit dem Pulver des getrockneten Fruchtfleischs.

Die Gojibeere, auch Wolfsbeeren genannt, hat wegen ihres sehr hohen Gehalts an Aminosäuren ihren Platz in der pflanzlichen Hormonersatzphase.

Grüner Tee punktet mit seinen Katechinen.

Gesundmacher Joghurt

Unsere Milliarden Mikroorganismen im Magen-Darm-Trakt ernähren sich von dem, was uns ernährt. Deshalb hat die Wahl unserer Nahrung einen bedeutenden Einfluss auf die Funktionalität unserer Verdauungsprozesse.

Durch Bakterien, Pilze oder Enzyme veränderte Nahrungsmittel waren wohl die ersten behandelten Lebensmittel der Menschheitsgeschichte. Mehr und mehr kristallisiert sich heraus, dass solche fermentierte Nährstoffe wahre Gesundmacher sind, mit Joghurt weit an der Spitze.

Auch Wein, Bier, Käse, eingemachte Gurken und andere Gemüse, Sauerkraut, Miso, viele Sorten Salami, Kaffee, Brot und Schokolade üben aus ähnlichen Gründen auf unsere Verdauungsbakterien positive Effekte aus.

Die University von California ist weltweit führend in der Erforschung von Effekten durch Fermentation. Ergebnisse zeigen, dass Diabetes, Herzerkrankungen oder Verdauungsprobleme durch sie seltener werden. Auch Studien aus den Niederlanden, Kanada, Irland und Frankreich rechtfertigen diese Einschätzung.

Jüngst wurde für Joghurt neu bestätigt, dass die darin enthaltenen Bakterien nicht nur die Verdauung erleichtern, sondern auch in Bezug auf Risiken durch Bluthochdruck, Osteoporose und Blutfette sehr zu empfehlen sind.

Milch verschiebt die Menopause

Eine intelligente Ernährung kann unter Umständen einen frühen Eintritt der Menopause hinauszögern oder verhindern. Dieses Ziel hat für jede Frau große Bedeutung und berührt zunehmend besondere Aspekte, weil Frauen ihren Kinderwunsch immer weiter nach hinten verschieben. Hormone in Milchprodukten können nach überraschender Ansicht von Wissenschaftlerinnen an der anerkannten University of Massachusetts in der Kleinstadt Amherst, U.S.A., das Risiko, frühe Wechseljahre zu erleben, reduzieren. Konkret berichteten sie im Mai 2017: Vitamin D und Calcium aus Nahrungsmitteln, nicht aus Nahrungsergänzung, waren mit einer verringerten Wahrscheinlichkeit von früher Menopause verbunden. Und zwar erlebten Frauen mit dem höchsten Konsum an Milch und Milchprodukten im Vergleich zu jenen mit dem geringsten um 17 Prozent weniger Fälle von Menopause vor dem 45. Lebensjahr.

In der Nurses' Health Study mit 116.430 amerikanischen Krankenschwestern wurden 2.041 Fälle von früherer Menopause gemeldet. Parallel dazu wurden alle vier Jahre Angaben zur Ernährung und zur Nahrungsergänzung ausgewertet. Möglicherweise wirkten in das Ergebnis auch andere Faktoren hinein, positiv oder negativ, und zwar der Verzehr von Gemüse, Alkoholkonsum, Body-Mass-Index und Rauchen.

Milchprodukte haben einen hohen Hormongehalt, speziell an Progesteron. Sie verstärken die Zirkulation an Geschlechtshormonen und verbessern die Funktion der Eierstöcke.

Bei Testteilnehmerinnen, die Vitamin D und Calcium in Nahrungsergänzungen schluckten, konnten keine Verbesserungen verbucht werden. Auffallender Weise hatte bei ihnen die Einnahme von 1.000 Milligramm oder mehr Calcium täglich sogar einen gegensätzlichen Effekt, konkret den deutlich öfter früheren Eintritt in die Wechseljahre. Die Forscherinnen vermuten, dass nicht die Calciumgabe selbst die Ursache ist. Sondern die Einnahme von Calcium wird bei verschiedenen verschreibungspflichtigen Steroidhormonen mitempfohlen – und jene Medikamente sind es, die diese negative Wirkung haben.

Heilsame Probiotika

Ein immer noch unterschätzter wertvoller Faktor für Frauengesundheit sind Probiotika. Nicht-Mediziner stufen diese Gesundbakterien vor allem als Verdauungshelfer ein, weil sie im Darmtrakt schädlichen Mikrolebewesen entgegenwirken.

Auf Grund von gezielten Studien verbreiten Wissenschaftler aus Kanada und Dänemark seit einiger Zeit besonderen Optimismus in Bezug auf Entzündungen und weitere Probleme im weiblichen Intimbereich. Durch die Züchtung spezieller Bakterienstränge wird an den Einsatz von Probiotika auch gegen Infektionen im Urinaltrakt, zur Vermeidung einer Frühgeburt oder zur Abwehr der Übertragung einer Geschlechtskrankheit gedacht.

Probiotika sind lebensfähige Mikroorganismen, die nach Verzehr in ihrem Wirtsorganismus gesundheitsfördernde Wirkungen ausüben. Vereinfacht werden sie günstige oder gute Bakterien genannt, im Gegensatz zu schädlichen oder krankmachenden. Besonders zwei umfangreiche Bakterienstämme erweisen sich als heilsam im weiblichen Urogenitalsystem: mehrere Spezies des Lactobacillus und des Bifidobacteriums. Sie entwickeln durch an den Oberflächen lebende Organismen, sogenannte Biosurfactants, eine schützende Immunschicht auf den Schleimhäuten, fördern die Bildung von Milchsäure, die wiederum einen günstigen pH-Wert der Schleimhäute bewirkt, sie produzieren anti-mikrobielle Bakterien und erzeugen generell günstige Verdauungssubstanzen.

Seit mehreren Jahren werden die Lactobacillus-Spezies Lactobacillus acidophilus, plantarum, salivarius und rhamnosus zur Einnahme in Kapseln angeboten. Im Mai 2017 fügten zwei argentinische Neuroendokrinologinnen, Dr. María Guillermina Zubiría und Dr. Sabrina Eliana Gambaro, die Bakterienart Lactobacillus zefiri hinzu. Sie hatten Labormäusen Trinkwasser mit hohem Fruktosegehalt zur Verfügung gestellt, mit den erwarteten negativen Folgen in Bezug auf Entzündungsprozesse, Gewichtszunahme, Fettgewebevermehrung, Glucoseinteleranz und Insulinresistenz. Die Gabe von Lactobacillus zefiri stoppte diese Entwicklungen und veränderte außerdem die entscheidenden Stränge Bacteroidetes und Firmicutes in eine positive Richtung.

Öle lindern Wechseljahrbeschwerden

Lavendelöl ist ein lange bewährtes Beruhigungsmittel. Seine Moleküle können eingeatmet werden oder sie erreichen den Blutstrom nach dem Auftragen des Öls auf der Haut. Studien belegen Wirkungen auch bei beunruhigten Menschen mit Demenz, eine Reduzierung entzündlicher Prozesse und bei Kopfschmerz.

Ätherische Öle der Kamille, Matricariae aetheroleum, werden durch Wasserdampfdestillation direkt aus Kamillenblüten gewonnen. Sie wirken entzündungshemmend auf Schleimhäute und die Haut, auch im Mundraum und im Magen, und bekämpfen Bakterien und Pilze. Bei Beschwerden im Unterleib werden ausgewählte Regionen mit Öl eingerieben. Frauen berichten von Beruhigung und besserem Schlaf durch Kamillentee.

Pfefferminzöl reduziert bei einigen Frauen typische menopausale Symptome wie Hitzewallungen. Anwendung: einige Tropfen auf ein weiches Tuch, und die ätherischen Öle einatmen.

Muskatellersalbei, Salvia sclarea, enthält diverse Öle, die nach dem Einatmen oder Einmassieren eine ganze Reihe von Wirkungen auslösen, zum Teil durch Verstärkung der körpereigenen hormonellen Wirkungen: Stimmungsaufhellung bei Depression, Lösung von Muskelkrämpfen, Beruhigung bei Nervosität, als Aphrodisiakum, bei diffusen Schmerzen und als Hilfe bei Schlafproblemen.

Thymianöl aus dem Gewürz Thymus vulgaris besitzt eine Reihe von arzneilichen Eigenschaften. Seit Jahrtausenden waren sie sowohl in der Ayurveda Medizin wie auch im Mittelmeerraum angewendet. Im Zusammenhang mit der Menopause ist interessant, dass diese Pflanze aus der Familie der Minze die Produktion des Hormons Progesteron anregt. Als Indikation werden konkret angeführt: Gicht, Arthritis, Wundbehandlung, menstruale und menopausale Beschwerden, Übelkeit, Müdigkeit, Atemnot bei Erkältung und Depression. Thymianöl, wird auch in der Aromatherapie geschätzt, nicht zuletzt, weil es anhaltend das Raumklima verbessert.

Fenchel als Frauenheilmittel

Eine überraschende Empfehlung von Fenchelextrakt als wirksames Medikament bei menopausalen Beschwerden erreichte die wissenschaftliche Literatur im Mai 2017 von der North American Menopause Society. Die Autoren stützten sich auf eine Studie der iranischen Medizinuniversität. Bei 90 Frauen zwischen 45 und 60 Jahren reduzierte eine Kapsel mit 100 Milligramm Fenchelextrakt vor allem Krampfschmerzen und Bauchkrämpfe. Die Verbesserungen wurden nach zwei, vier, acht und zehn Wochen dokumentiert.

Fenchelöl ist schmerzlindernd und entzündungshemmend.

Fettlösliche Terpene und andere Vitalstoffe des Fenchels werden in zahlreichen Volksmedizinen zur Lösung der Verkrampfung von Darmmuskulatur, bei entzündlichen Darminfektionen, bei Völlegefühl und Blähungen, bei Durchfall, Übelkeit und Erbrechen sowie gegen Atemwegsinfektionen verwendet.

Menopause-substanz Magnesium

Im Schatten eines Östrogenabfalls stellen sich schleichend auch Mangelzustände in Bezug auf Mineralstoffe und Spurenelemente ein. Sie sind lebensnotwendig und müssen mit der Nahrung zugeführt werden, da der menschliche Körper sie nicht herstellen kann. Zusätzlich wird ihre Absorption mit zunehmendem Alter erschwert.

Zahlen aus deutschen Krankenhäusern lassen befürchten, dass fast jeder Zwölfte unter den Menschen ab 60 nennenswerte Defizite in Bezug auf Vitamine oder Mineralstoffe aufweist. Solche Mängel werden in der Regel erst bei Einweisungen nach Knochenbrüchen oder wegen einer Stoffwechselkrankheit wie Diabetes erkannt und bleiben deshalb jahrzehntelang unauffällig. Plötzlicher Gewichtsverlust und Leistungsabfall sind sehr deutliche Hinweise darauf.

Unter den etwas mehr als zwei Dutzend Mineralstoffen und Spurenelementen ragt das Magnesium als besonders wichtige Substanz nach der Menopause hervor. Häufig fehlen adäquate Mengen. Denn Östrogen unterstützt sowohl Weichgewebe wie Knochenmasse in der Aufnahme dieses Minerals, und dieser gewünschte Effekt entfällt plötzlich.

Magnesium ist in unserer Kost eher Mangelware, es sei denn, dunkelgrüne Gemüse, Samen, Kerne, Vollkornprodukte, Bohnen, Fisch, Avocado, Banane und Joghurt stehen hoch im Kurs. Ein Hormonabfall führt erst einmal unausweichlich zu einer Unterversorgung. Außerdem wird in späteren Jahren wegen der erschwerten Verarbeitung verzehrtes Magnesium nicht vollständig verwendet, sondern zum Teil ausgeschieden.

Deshalb wird ein gezielter Magnesiumersatz als äußerst empfehlenswert eingestuft. Davon profitieren die Herzzellen, die Muskelzellen, der Zuckerstoffwechsel und die Prozesse zur Energieerzeugung. Magnesium ist chemischer Partner sehr vieler Enzymsysteme. Mangel ist wahrscheinlich die häufigste Erklärung für das chronische Ermüdungssyndrom.

Die meisten denken bei Magnesium auch an die Knochengesundheit. Tatsächlich haben Frauen mit Osteoporose einen geringen Magnesiumanteil in der Knochenmasse. Dafür sollte es mit der doppelten Menge Calcium bei ausreichender Versorgung mit Vitamin D kombiniert werden. Gleichzeitig verhindert Magnesium hohe Calciumanreicherungen dort, wo sie nicht entstehen sollen, zum Beispiel in den weichen Geweben der Nieren und in Gefäßen. In Studien hemmt Magnesium die Bildung von Nierensteinen, beziehungsweise ihr Wiederauftauchen nach der Entfernung. In Muskeln absolvieren Magnesium und Calcium nacheinander Entspannung und Anspannung.

Ähnlich wichtig und oft vernachlässigt: Schwefel. Dieses chemische Element wird bekömmlich mit der Aminosäure Methionin zugeführt. Also, guten Appetit bei Rind, Huhn, Fisch, Schwein, Hüttenkäse, Leber, Sardinen, Linsen, Kürbiskernen und Sesamsamen, damit 500 bis 1.500 Milligramm täglich zusammenkommen. Methionin enthält verschiedene Schwefelketten, was nach Verzehr zur Stärkung der Nägel und des Haars führt. Kombiniert mit Vitaminen aus der B-Familie, B6, B12 und Folsäure, wird auf diese Weise auch ein entscheidender Schritt gegen Haarverlust eingeleitet.

Kartoffel, die Kaliumbombe

Die meisten denken entweder niemals an das wichtige Spurenelement Kalium oder nehmen es als gegeben an, dass sie ihren Körper ausreichend damit versorgen. Eine Studie aus dem Albert Einstein College of Medicine in New York, U.S.A. sollte Anlass sein, vielleicht noch einmal darüber nachzudenken. Untersucht und im Durchschnitt elf Jahre lang beobachtet wurden 90.137 postmenopausale Frauen zwischen 50 und 79 Jahren. Keine hatte zu Beginn einen Schlaganfall hinter sich. Die Forscher ermittelten die Kaliumaufnahme und verglichen die Menge mit Fällen von Schlaganfall aus verschiedenen Ursachen oder mit dem Todeseintritt. Frauen mit dem höchsten Kaliumverzehr erlitten solche Schicksalsschläge um zwölf, beziehungsweise um 16 Prozent seltener, verglichen mit der Gruppe, die von diesem Spurenelement am wenigsten geschützt wurde. Bei Fehlen von Bluthochdruck, einem Schlaganfallrisikofaktor, machten die Vorteile durch Kalium sogar bis zu 27 Prozent aus.

Kalium kommt in jeder Zelle vor und erfüllt wichtige Funktionen in der Blutversorgung des Gehirns, der Nerven, des Herzens und der Muskeln. Dieses Spurenelement normalisiert den Blutdruck. Kalium in der Kartoffel erklärt zum Teil die verblüffend zuverlässige Kartoffeldiät.

Viele weitere Gemüse und Früchte sowie Bohnen, Nüsse, Samen, Vollkorn, mageres Fleisch, Geflügel, Fisch und Milchprodukte sind ebenfalls gute Quellen von Kalium.

Fettsäuren gegen Brustkrebs

Inflammatorischer Stress ist wegen seiner chronischen Entzündungsprozesse unterhalb der Schmerzgrenze ein so genannter stiller Killer, doch Frauen sind dieser Gefahr nicht wehrlos ausgeliefert. Forscher an der Zhejiang Universität in Hangzhou, China, errechneten aus Gesundheitsdaten von fast 21.000 Frauen, dass der höchste Anteil an ungesättigten Omega3-Fettsäuren bei Frauen das statistische Brustkrebsrisiko um 14 Prozent verringerte.

Diese äußerst günstigen Fettsäuren sind in Algen und weiteren Pflanzen, sowie in Fischen, die diese Quellen verzehren, enthalten.

Pflanzen wie die Olive produzieren fast ausschließlich die Omega3-Fettsäure Linolensäure, während die Fettfische Aal, Karpfen und Sardine ebenso wie Algen die Docosahexaensäure und die Eicosapentaensäure enthalten.

Krebsschutz durch Blütenfarbstoffe

Angaben von 171.940 Krankenschwestern, in Zeiträumen zwischen 16 und 22 Jahren gesammelt, haben in der Wissenschaft eine extrem hohe Aussagekraft. Im Rahmen der stark beachteten Langzeituntersuchungen Nurses' Health Study und Nurses' Health Study II wurde das Auftreten von Eierstockkrebs mit dem Verzehr bestimmter pflanzlicher Mikronährstoffe in Relation gesetzt.

Im Mittelpunkt standen Flavanoide in allen bedeutenden Unterklassen Flavanone, Flavonole, Anthocyanine, Flavan-3-ole und Flavone in Tees, Rotwein, Äpfeln und Weintrauben.

Blütenfarbstoffe sind hochaktive Moleküle. Jene, die nach dem lateinischen Wort flavus für gelb bezeichnet werden, sind weit verbreitet und wissenschaftlich besonders intensiv erforscht.

Insgesamt kam es in dem Patientinnengut mit hohem Anteil von pflanzlichem Naturblond nur zu 723 solchen Erkrankungen. Unterm Strich zeigte sich: Wer den höchsten Anteil an diesen natürlichen Krebskillern verzehrte, reduzierte sein eigenes Eierstockkrebs-Risiko statistisch um 31 Prozent. Das galt bereits für mehrere Tassen Schwarztee pro Tag.

Auf dem Stuhl umherrutschen ...

Dass eine Einstufung als Zappelphilipp aus ärztlicher Sicht zu bejahen ist, würde wohl kaum jemand vermuten. Die großen, mit dem so genannten toxischen Sitzen verbundenen Risiken liefern die Erklärung dazu. Seit etwa zehn Jahren ist es erwiesen, dass lange Perioden von sitzender Lebensweise im Laufe der Zeit mit erheblichen Krankheiten in Verbindung stehen können, zu denen Herzprobleme, Diabetes, Fettsucht, Arthritis und auch Krebs zählen. Studien vor allem aus Australien und den U.S.A. belegen, dass tägliches untätiges Sitzen länger als vier Stunden immer wieder wie etwa vor einem Fernseher das Leben verkürzt. Hauptsächlichster Negativfaktor sind chronische Entzündungsprozesse, weil der zum Sitzen verurteilte Organismus eine Krankheit durch Bakterien und Viren vermutet und sie irrtümlich mit einer Heilentzündung beenden möchte.

Entwarnung vor der Gefahr durch toxisches Sitzen kommt aus der britischen University of Leeds. Mehr als 14.000 Frauen in der UK Women's Cohort Study gaben Auskunft zu ihrem Verhalten, zum Level ihrer körperlichen Betätigung und zum Thema Zappeln. Damit war eine gewisse, auf die untere Hälfte des Körpers übertragene Unruhe gemeint: zappeln, herumrutschen als Gegenstück zum regungslosen Verharren. Die Studie ergab: Erhöhtes Sterberisiko durch das toxische Sitzen besteht nicht für ansonsten körperlich aktive Frauen, sondern nur für jene, die sich als äußerst selten zappelig einstuften.

Auch Forscher an der University of Missouri fanden heraus, dass schon geringe Bewegungen des Zappelns erheblich den Blutfluss und die arterielle Funktion verbesserten. Wörtlich: „Die Kontraktion der Muskeln ist zwar sehr schwach, aber sie scheint auszureichen, um einige ungesunde Begleiterscheinungen des Sitzens zu beseitigen."

Übergewicht und Krebs

Bei 40 Prozent aller Krebsfälle gilt starkes Übergewicht als Risikofaktor, speziell in der Brust nach der Menopause, bei Gebärmutterkörperkrebs, bei Erkrankung der Bauchspeicheldrüse und des Dickdarms.

Eine verblüffend und überraschend wirksame Methode zur Reduzierung von Krebsrisiken bei sehr übergewichtigen Frauen bietet das Spezialgebiet zur Behandlung und Vorbeugung von Übergewicht, die Bariatrie. Diese Bezeichnung enthält die griechischen Wörter für Schwere, baros, und Arzt, iatros.

Die so genannte bariatrische Chirurgie benutzt Eingriffe, die eine schnelle Gewichtsabnahme bewirken. Durch eine Verkleinerung des Magens oder eine Teilentfernung des Dünndarms kann der Organismus weniger Nährstoffe aufnehmen und verwerten.

In vier westlichen Staaten der U.S.A. unterzogen sich mehr als 22.200 Patienten solchen Operationen. Ihre Daten wurden im Oktober 2017 mit 66.400 Fettsüchtigen verglichen ohne Operation. 80 Prozent waren Frauen. Innerhalb von vier Jahren wurden bei den fast 89.000 Teilnehmern etwa 2.500 Fälle von Krebs diagnostiziert. Dabei waren die Operierten um ein Drittel weniger betroffen als die Vergleichsgruppe. Der positive Umstand wurde nur bei Frauen registriert. Männer profitierten nicht von einer Adipositaschirurgie.

Die Wissenschaftler vom College of Medicine der University of Cincinnati waren sehr überrascht über das Ausmaß der Reduzierung des Krebsrisikos.

Übergewicht und Menopause

Wissenschaftler der State University of Campinas in São Paulo, Brasilien, beschrieben im Juni 2017 in „Menopause: The Journal of The North American Menopause Society" Übergewicht und Fettsucht als Ursachen einer Verschärfung klimakterischer Beschwerden. Hitzewallungen, Schlafstörungen und Ängste nahmen ebenso zu wie Schmerzen in Gelenken und Muskeln. Sie vermuteten, dass Fettgewebe als Isolator fungiert und die Wärmeverteilung erschwert.

Übergewicht und Migräne

Ein nach oben auffälliger Body-Mass-Index muss als Risikofaktor für Migräne eingestuft werden, und neben dem sehr hohen erstaunlicher Weise auch ein sehr niedriger. Dieses Ergebnis, das als U-Form-Effekt bezeichnet wird, wurde an fast 300.000 Personen mit entweder sehr hohem oder sehr geringem Gewicht nachgewiesen.

Sehr deutlich war laut einem Bericht in „Neurology" im April 2017 der Zusammenhang mit Kopfschmerz bei einem BMI über 30 (Migränezunahme um 27 Prozent) oder unter 18,5 (Migränezunahme um 13 Prozent). Die Forscher der University of Brisbane, Australien,

untersuchten nicht Ursachen, präsentierten allerdings plausible Vermutungen.

Übergewicht wird häufig von verschiedenen Schmerzempfindungen und von Depression begleitet, denn es entstehen entzündliche Prozesse, und dieser inflammatorische Stress erzeugt Schmerzen.

Wie Übergewicht in diese Abläufe eingreift, ist leichter zu erklären. Die Häufung von Fettgeweben im Bauchbereich, das so genannte viszerale Fett, sondert wie eine überdimensionale Drüse entzündungsfördernde

Moleküle ab. Sie sind es vermutlich, die Migräneanfälle starten. Darüber hinaus wird unterstellt, dass Veränderungen der körperlichen Betätigung, Medikamente oder Zustände wie Depression die Körperkomposition beeinflussen und indirekt einen negativen Beitrag leisten.

Weniger klar ist ein Zusammenhang mit Untergewicht.

Denkbar ist, dass es Veränderungen des Fettgewebes im Bauchbereich sind, egal ob es mehr wird oder weniger. Sowohl die Wahrscheinlichkeit von Übergewicht und Kopfschmerz war größer bei Frauen und bei Jugendlichen.

Berichtet wurde auch, dass eine operative Magenverkleinerung wegen Fettsucht die Zahl der Migränetage reduziert.

Risiko Homocystein

Die natürliche Aminosäure Homocystein entsteht als Nebenprodukt des Stoffwechsels. Sobald ihr Blutspiegel stark erhöht ist, wird diese Substanz als hartnäckiger Belag zu einem Schadensfaktor für die Wände der Blutgefäße. Wie oft gibt es geschlechtliche Unterschiede. Der weibliche Organismus ist stärker gefährdet. Damit werden langfristig diese Krankheiten verbunden: Herz-Kreislauf-Probleme, Depression und Demenz.

Wesentliche Faktoren zur Erhöhung des Homocysteinspiegels in gefährliche Höhen sind das Alter und das Rauchen.

Der Körper hält diese Aminosäure durch drei Vitalstoffe aus der Vitamin B-Familie unter Kontrolle: Folsäure, Vitamin B6 und B12. Diese Konzentrationen sind meistens niedrig, wenn Homocystein hoch ist.

In einer deutschen Studie an 477 Frauen wurde bei 85 Prozent durch Arginin, Folsäure, B6 und B12 der Belag an den Gefäßinnenwänden reduziert. Symptome wie Bluthochdruck, Durchblutungsstörung und Konzentrationsschwäche konnten verbessert werden.

Risiko Blutdruck

Ab 65 wird Bluthochdruck wesentlich häufiger bei einer Frau erkannt als bei einem Mann. Es handelt sich nicht immer um eine zu späte Diagnose, sondern oft um Spätfolgen. Die Einnahme der Pille erhöht diese Risiken um das Zweifache bis Dreifache. Auch Schwangerschaften stellen die Weichen in diese Richtung.

Neu ist der Hinweis der Deutschen Hochdruckliga im Mai 2017: Frauen im Alter von mehr als 65 Jahren müssen dringend als Risikogruppe wahrgenommen werden.

Bluthochdruck wurde lange Zeit als Männerleiden eingestuft, durch beruflichen Stress entwickelt, so dass es sich eingebürgert hat, diesen Risikofaktor bei der Frau nicht zu vermuten oder zu übersehen. Auch die weiteren Negativfaktoren Rauchen und Alkohol wurden seltener beim weiblichen Geschlecht diagnostiziert.

Im Großen und Ganzen schützen tatsächlich Östrogene und das Signalgas Stickstoffmonoxid vor einer Versteifung der Blutgefäße, jedoch 23 von 100 Frauen mit gefährlich hohem Blutdruck haben die Menopause noch vor sich, wie die Berliner BEFRI-Studie 2015 ergab … also wirken an dieser Front auch andere Kräfte neben den typischen Mangelzuständen. Unter 1.000 Berliner Frauen zwischen 25 und 75 Jahren hatten 45 Prozent Störungen der arteriellen Gefäßfunktion. Meistens war eine erhöhte Steifigkeit der Gefäßwände im Spiel. Deshalb sollten auch Frauen bereits ab dem 40. Lebensjahr die Elastizität der Gefäßwände von Experten bewerten lassen, entweder mit dem Augmentationsindex oder mit der Messung der Pulswellengeschwindigkeit.

Internisten werden zum Rauchstopp, zu mehr Bewegung, zur Reduzierung von Übergewicht und zu salzarmer Ernährung raten. Häufig werden bis zu fünf Medikamente verschrieben, da nicht konkret eine von fünf möglichen Ursachen für Blutdruckhoch ermittelt wird.

Im „Journal of the American Heart Association" mussten 2015 Wissenschaftler der privaten Forschungsuniversität Northwestern University in Evanston bei Chicago, Illinois, vor übertriebenen Erwartungen an Blutdruckmedikamente warnen: „Trotz verbesserter Messwerte haben Patienten mit Bluthochdruck immer noch etwa das doppelte Risiko eines Herzinfarkts oder Gehirnschlags."

Sie räumen ein, dass Medikamente die gegenwärtige Gefahr reduzieren, aber sie vermögen es nicht, bereits bestehende Schäden zu kurieren oder die Wahrscheinlichkeit drohender Probleme auf normales Maß zu drücken.

Sie stützten sich auf Ergebnisse der

Beobachtung von mehr als 9.000 Blutdruckpatienten. Alle waren zu Beginn der Untersuchungen älter als 50 Jahre, und bei allen wurden die beiden Werte auf unter 120 mm Hg, beziehungsweise unter 80 mm Hg gedrückt.

Innerhalb von neuneinhalb Jahren erlitt diese Gruppe mit sehr guten Blutdruckwerten dennoch doppelt so viele schwere medizinische Zwischenfälle als Vergleichspersonen ohne Bluthochdruck und ohne Medikamente.

Lese-Tipp: „Die Blutdruck-Lügen der Medizin", IGK-Verlag.

In den Volksmedizinen der Welt finden sich viele Hinweise auf die blutdrucksenkende Wirkung pflanzlicher Mikronährstoffe. Weil erhöhter Gefäßwiderstand von Fall zu Fall auf sehr viele Ursachen zurückgeführt werden kann, werden therapeutischen Effekte aus der grünen Apotheke mit unterschiedlichen Mechanismen angestrebt.

Hier eine Liste von hilfreichen verzehrbaren Naturstoffen. Sie ist alles andere als vollständig.

Pflanzliche Fasersubstanzen, die früher als Ballaststoffe bezeichnet wurden;

Linsen;
Rote Bete-Saft;
dunkle Schokolade;
Staudensellerie und Selleriesamen;
Kalium in Bananen, Kartoffeln, Johannisbeeren;
Lavendel in Backmischungen oder als Massageöl;
Basilikum;
Chicorée;
Rotwurzel-Salbei;
Zimt;
Grüner Kardamom;
Knoblauch;
Quercetinextrakt;
Weißdorn; Eisenkraut;
Katzenkralle
und Extrakte der 17 südamerikanischen Heilpflanzen mit der gemeinsamen Bezeichnung Uña de Gato.

Keine Krebsentwarnung bei BPS

Bisphenol S wurde von Regulierungsbehörden als sicherer Ersatz für die umstrittene Plastikchemikalie Bisphenol A proklamiert. Wissenschaftliche Ergebnisse entlarven diese Entscheidung als eine Mogelpackung. Die Folgen dieses Fehlers sind allerdings Besorgnis erweckend.

Die neue Substanz BPS in Hartplastik der Kategorie Polykarbonat und in Thermopapier, in Banknoten und in Produkten, die stolz als BPA-frei vermarktet werden, ist für Frauen alles andere als unbedenklich. BPS ist ein so genannter endokriner Hormonunterbrecher mit negativen Effekten im Hormonsystem. Auf der Jahrestagung der Vereinigung von Internisten mit Spezialkenntnissen über Hormone und andere Botenstoffe, der Endocrine Society ENDO 2017, löste ein Ergebnis aus der Oakland University in Rochester, U.S. Bundesstaat Michigan, eine Schockwirkung aus.

Hormonspezialisten hatten im Labor die Wirkung von BPS auf Krebszellen überprüft, die das Brustkrebsgen BRCA1 haben und außerdem auf das Wachstum fördernde Geschlechtshormon Östrogen reagieren. Es zeigte sich, dass BPS-Moleküle sich ähnlich wie BPA zu den Östrogenrezeptoren der Krebszellen hinbewegen und auf sie ebenso verstärkend wirken wie das weibliche Sexualhormon. Nach sechs Tagen Einwirkung war das Wachstum der Krebszellen bei der geringsten BPS-Dosis um zwölf Prozent beschleunigt und bei der stärksten BPS-Dosis um 60 Prozent.

Urteil der Wissenschaftler unter Führung von Dr. Sumi Dinda: Die Erkenntnisse unterstellen, dass BPS tatsächlich Brustkrebszellen aggressiver werden lässt. Frauen mit dem BRAC1-Gen leben mit einem höheren Risiko, an Brustkrebs zu erkranken, wenn sie Produkte mit BPS verwenden.

Krebsvorsorge wird zu früh beendet

Östrogene fördern das Wachstum und werden durch Progesteron natürlich kontrolliert. Doch mit dem Abfall der Produktion des Gelbkörperhormons und damit einhergehend mit dem Verlust der Wachstumsregulierung werden Voraussetzungen für eine Krebserkrankung des Gebärmutterhalses wahrscheinlicher.

Das Risiko nimmt mit den Jahren zu.

Treten zwölf Prozent der Fälle zwischen dem 40. und 44. Lebensjahr auf, sind es in den vier Jahren vom 66. zum 70. Lebensjahr schon 24 Prozent.

Danach nehmen die Zahlen wieder langsam ab.

Wie das „American Journal of Preventive Medicine" im Mai 2017 betonte, tritt diese Krebserkrankung jedoch bis zum 85. Lebensjahr auf, während viele Frauen die regelmäßige Untersuchung schon weit vorher beenden.

Falsche Pfanne macht dick

Die Wahl einer Bratpfanne mit Antihaftbeschichtung wird oft mit dem Versprechen einer Gewichtsreduktion empfohlen ... Braten ohne Fett. Doch das Ergebnis einer Studie vom Februar 2018 aus Boston, USA, zeigt das genaue Gegenteil: Die hohe Konzentration der Chemikalie Plasma-Perfluoralkyl (PFAS) fungiert konkret als störender Hormonunterbrecher beim Abnehmen.

PFAS werden in Industrieprodukten und Alltagsgegenständen verwendet, etwa in der Lebensmittelverpackung, in der Beschichtung von Papier und Textilien und in den erwähnten Pfannen für fettfreies Braten. Falls es auf diese Chemikalien überhaupt einen Hinweise gibt, kann sie mit diesen Abkürzungen maskiert werden. PFAS, PFOA, PFHxS, PFNA und PFDA. F steht für die giftigen Substanzen Fluor, Fluoride oder Perfluorierte Kohlenwasserstoffe. Zu letzteren gehört PFOA, eine Substanz, die in hoher Konzentration zu Unfruchtbarkeit führen kann. In Tierversuchen wurden auch die Leber und das Immunsystem geschädigt.

Im Verlauf von sechs bis 24 Monaten hatten Frauen mit der höchsten F-Belastung bis zu 10 Pfund mehr Gewicht als jene mit der niedrigsten.

Hormone der Schönheit, der Weisheit, der Kraft und ein spezielles für die inneren Uhren

Hormone sind die chemischen Informationsüberträger unseres Körpers. Diese Moleküle wandern im Blutstrom als Botenstoffe zu den Organen und in die Gewebe. Gebildet werden sie vom Organismus in speziellen Zellen, vor allem in der Hirnanhangdrüse, im Pinealorgan, in der Schilddrüse, in den Nebennieren und in der Bauchspeicheldrüse. Zusätzlich bilden sich Hormone im weiblichen Körper in den Eierstöcken und im männlichen Körper in den Hoden. Neurohormone entstehen in Nervenzellen im Zwischenhirn. Gewebshormone werden auch in speziellen Zellverbänden direkt vor Ort gebildet, beispielsweise im Magen-Darm-Trakt.

Hormone wirken langsam, jedoch lange und sie sind so lebensnotwendig wie Sauerstoff und Nährstoffe. Die wichtigsten von ihnen gesteuerten Prozesse sind das Wachstum und die Entwicklung, die Umwandlung von Nahrung in Energie und Wirkstoffe, die Sexualität und die Fortpflanzung, die Kontrolle unserer Stimmung und die tageszeitlich korrekte Steuerung unserer Organe im Modus für den Tag und für die Nacht, Chronobiologie.

Für ihre Herstellung benötigt der Organismus wichtige Mikronährstoffe, wertvolle Fette und Cholesterine. Fehlen sie, entstehen Mängel, weil der Körper die Bausteine selbst nicht herstellen kann.

Hormonunterbrecher aus dem Supermarkt

Auch industriell hergestellte Lebensmittel mit hoher chemischer Last können das Hormongeschehen stören. Die Zusammenhänge wurden längst erforscht – aber dadurch wurden die gesundheitlichen Risiken nicht geringer.

Ein typisches Beispiel liefern Pflanzenfette, die sehr häufig mit Lösungsmitteln belastet sind und nur bei sehr wenigen Konsumentinnen Alarmglokken schrillen lassen.

Unser Körper enthält etwa 97 Prozent gesättigte und einfach ungesättigte Fette und nur drei Prozent mehrfach ungesättigte. Ein leider nur kleiner Teil davon sind Omega3-Fettsäuren und der Großteil sind Omega6- und andere Fettsäuren.

Mehrfach ungesättigte Fettsäuren haben für unsere Gesundheit eine große Bedeutung. Doch in diese wichtige Kategorie wird eine sehr kritisch zu sehende Fettgruppe eingeschleust. Daran denken wir jedoch nicht bei der Wahl unserer Lebensmittel.

Seit den 50er Jahren wurden die gut verträglichen gesättigten Fette durch mehrfach ungesättigte Fette ersetzt, die industriell kostengünstig aus Pflanzenfetten hergestellt waren. Damit wurden völlig ungeeignete Fettmoleküle in die Herstellungsschritte unserer Hormone und in die Neu-Bildung und Reparatur unserer Milliarden Zellen eingeschleust.

Warum sind sie so gefährlich?

Mehrfach ungesättigte Moleküle sind gierig und unstabil. Schon während der Herstellung können sie sich verändern, auch unter Lichteinwirkung. Während des Stoffwechsels werden sie mit Sauerstoffmolekülen attackiert – auch das schafft bei ungesättigten Fetten größere Probleme: Sie oxidieren schneller und leichter. Im schlimmsten Fall können solche Moleküle nicht zur Energieproduktion verbrannt werden, sondern werden irgendwo weggespeichert oder eingelagert.

Rezeptoren für Hormone und Gifte

Hormone übertragen ihre Informationen über die dafür vorgesehenen Kontaktpunkte außen an den Zellen. An diesen selben Rezeptoren können sowohl pflanzliche Moleküle, wie leider auch vom Menschen produzierte Giftstoffe als endokrine Disruptoren, Hormonunterbrecher, ebenfalls Effekte auslösen.

Bei der Frau in ihrer heutigen Lebensmitte stürzt die körpereigene Produktion dieser Botenstoffe signifikant ab. Die abrupte Entgleisung verstärkt fast alle Alterungsprozesse. Besonders betroffen: Haut, Gefäße, Knochen, Muskeln, Gehirn. Dabei ist es nicht der einzige Mangel, der verkraftet werden muss.

Auch die weiteren, anabol, nach dem griechischen Wort für aufwärts genannten Botenstoffe schwinden im Blut und im Gewebe des Frauenkörpers.

Sechs Hormone und eine Vorstufe

Eine Theorie des Alterns sieht eine Mitschuld beim Hormonabfall. Sie unterstellt, dass die entscheidenden Faktoren von Veränderungen im endokrinen System herrühren, und betrachtet die gängigen Alterserscheinungen als direkte Auswirkungen dieser Abschwächungen.

Als Lösung bietet sich der Ausgleich dieser Mängel an, stets auf der Basis eines individuell ermittelten Zustandes der Versorgung mit Hormonen. Angestrebt wird die Wiedergewinnung des verlorenen Gleichgewichts. Es wird davon abgeraten, einen oder zwei Mangelzustände allein zu beheben.

Die Beeinflussung der organischen Prozesse gezielt durch verschreibungspflichtige Hormone ist in Deutschland, Österreich und der Schweiz Sache des Arztes. Fachärzte der Hormonwissenschaft heißen Endokrinologen.

Es gibt sie in mehreren Hauptnaturstoffklassen: Steroide, zu ihnen gehören die Geschlechtshormone; Aminosäurederivate, wie die Schilddrüsenhormone; Eiweißkörper, die nur auf einer Zelloberfläche Informationen abgeben, aber nicht ins Innere vordringen können; und aus Fettsäuren gebildete Prostaglandine.

Sechs Hormone und eine Hormongrundstufe, alle rezeptpflichtig, haben in der Präventionsmedizin heute besondere Bedeutung. Neben den Östrogenen, den Gestagenen Progesteron und Pregnenolon, sowie Testosteron sind es das Melatonin, das Somatropin sowie die Vorstufe für mehr als ein Dutzend Hormone, DHEA. Unter den mehr als 100 weiteren führenden Botenstoffen sind vor allem die Stresshormone wie etwa Cortisol, die Hormone aus der Schilddrüse, das Insulin aus der Bauchspeicheldrüse und das Glückshormon Serotonin für unser Wohlbefinden mitentscheidend.

Eine gestörte Balance im Haushalt unserer Hormone wird oft bagatellisiert oder einfach übersehen. Im Urin der Frau werden beispielsweise für gewöhnlich die Werte für drei Arten von Östrogenen gemessen, er enthält jedoch an die 40.

Die Sexualhormone Östrogene, Progesteron und Testosteron erfüllen die eminent wichtigen Aufgaben der Fortpflanzung, doch dabei bleibt es nicht. Sie definieren die Festigkeit, die Kraft der Muskulatur und die zu erzielende Ausdauer, sie entwickeln und stützen den Haltungsapparat, sie steuern das Gehirn und lösen körperliche und seelische Prozesse aus.

Das so bezeichnete Schlafhormon Melatonin ist die Muttersubstanz der Chronobiologie. Wie in jedem einzelnen Lebewesen steuert dieses älteste Hormon der Evolutionsgeschichte die Arbeitspläne unserer Organe bei Tag und bei Nacht.

Stresshormone bewältigen neben anderen Aufgaben im 24-Stunden-Rhythmus die Organisation der schwierigen Übergänge von Regeneration in Aktivität und zurück in Ruhephasen und Reparatur.

Pregnenolon ist eines der am wenigsten bekannten absolut unverzichtbaren Superhormone im menschlichen Körper mit spektakulären Effekten im Gehirn. Pregnenolon fördert die Entstehung neuer Zellen in den Nervensystemen und kann nach neurodegenerativen Erkrankungen zur Gewebereparatur herangezogen werden. Dieses Hormon wird im Körper aus Cholesterol gebildet und im Labor synthetisch nachgebaut.

Das Somatropin steht im Mittelpunkt vieler Forschungsaufgaben der Präventionsmedizin. Im Alter scheint es einer der wichtigsten Faktoren der Effektivität unserer Kräfte für die Abwehr von Krankheitsattacken zu sein.

DHEA, Dehydroepiandrosteron, gilt als das Mittel für die zweite Jugend. Es ist eine Vorstufe in der Hormonproduktion und verfügt eigenständig selbst über bestimmte Möglichkeiten eines Botenstoffes. Dieses Hormon wirkt auch als Puffersubstanz beim Versuch, Hormonungleichheiten auszugleichen. DHEA wirkt stark ausgleichend im Nervensystem, beispielsweise bringt es dem Stresshormon Cortisol bis zuletzt hohe Effektivität, und schützt unter Umständen vor den häufigsten Demenzerkrankungen.

Im Zusammenwirken mit Progesteron und Pregnenolon kann DHEA kognitive Fähigkeiten des alternden Menschen signifikant verbessern. Das ist eine relativ junge Erkenntnis. Sie wurde erst 2010 auf dem Menopause-Andropause-Kongress in der österreichischen Bundeshautstadt Wien einem größeren Ärztekreis vorgetragen.

Etwa um das 40. Lebensjahr herum fällt im Körper der Frau und des Mannes die DHEA-Versorgung dramatisch ab. Mit 80 werden nur noch etwa zehn Prozent der Werte aus der Jugend erreicht. Der Ausgleich der dadurch eintretenden nachlassenden Leistungsfähigkeit ist dringend geboten.

Zunehmend macht sich die moderne Altersmedizin die verblüffende Erfahrung zu Nutzen, dass bestimmte pflanzliche Substanzen als rezeptfreie Nahrungsergänzung nach Verzehr im menschlichen Körper mild-hormonelle Wirkungen fast stets ohne Nebeneffekte erzielen. Pflanzliche Präparate mit hormonellen Eigenschaften sind in der Regel rezeptfrei, aber auch hier empfiehlt sich die Rücksprache.

Im Abwärtssog der Botenstoffe

Nicht nur die Hormone der Sexualität verabschieden sich im weiblichen Körper, der die Menopause durchlebt. Ein Wort wie Midlife Crisis ist rasch gesagt, wenn eine Frau oder ein Mann dem Leben einen neuen Sinn zu geben versuchen. Zerbricht die Partnerschaft, vermuten viele sexuelle Motive. Da rächt es sich, dass das Wissen von Endokrinologen – den Fachärzte für das Hormongeschehen - in den Publikumsmedien weit weniger präsent sind als etwa Infos über Schönheitschirurgen oder Promiärzte generell. Die Spezialisten für Östrogene, Testosteron, Somatropin, Melatonin & Co. könnten Einiges an wertvoller Aufklärung beitragen.

Alarmierend ist gerade diese Erkenntnis: Die hohe Scheidungsbereitschaft zur Lebensmitte ist nicht ein Ergebnis der schwindenden Sexualbotenstoffe. Häufig ist es ein Problem, das sich im Kopf bildet. Durch den Abfall des Hormons Somatropin dominieren plötzlich ganz neue körperliche Prozesse. Nicht selten führen sie zur überraschenden Neubewertung einer gegebenen Situation. Im Zusammenhang mit diesem Aminosäurenkomplex denken die meisten bestenfalls an Muskeln und Knochen, es ist aber auch für die Tätigkeit der Leber und der Nieren eminent wichtig. Die auffallendste Maßnahme durch einen Mangel an Somatropin betrifft vermutlich die Zunahme an Bauchfett, da dieses Hormon in früheren Jahren auf Fettzellen fettabbauend wirkt.

Es ist ein großes Dilemma: Die meisten wissen über Hormone nicht, was sie wissen sollten.

Nur eine einzige, altersbedingte Veränderung ist derart dramatisch, dass jeder sie kennt: die Wechseljahre der Frau.

Die wichtigsten Informationen innerhalb des weiblichen und des männlichen Körpers werden durch chemische Moleküle übertragen. Deren unermessliche Nachrichtenflut steuert uns durch das Leben. Der Blutdruck, die Knochengesundheit, die Schlafqualität, Hunger und Appetit, jede sexuelle Regung, unsere seelische Verfassung und der Blutzuckerspiegel – alle diese Zustände sind nicht nur das Ergebnis von Hormonspiegeln im Blut, sondern auch in den entsprechenden Geweben. In diesem Orchester haben vier Botenstoffe – einzeln oder als Gruppe – eine besonders dirigierende Bedeutung: die Sexualhormone, das Somatropin, ein Basishormon der Nebennierenrinde namens DHEA und das Melatonin.

Äußere Zeitimpulse – etwa der Einbruch der Dunkelheit für das Schlafhormon – und das System unserer inneren Uhren unterwerfen die Effekte der im Körper gebildeten und bedarfsweise freigesetzten Hormone einem intelligenten 24-Stunden-Rhythmus.

Eine besondere Rolle spielt das Alter, und dabei leider nicht erst das extrem hohe! Es ist der gemeinsame Risikofaktor der großen Volkskrankheiten unserer Zeit: Arteriosklerose, Krebs, Osteoporose und Alzheimer.

Die Evolution hat den Menschen so geprägt, dass er nach ein bis zwei Jahrzehnten Fruchtbarkeit seinen Wesenssinn erfüllt hat. Entsprechend wird zum Teil schon nach dem 20. bis 25. Lebensjahr die Freisetzung ausgewählter Hormone kontinuierlich zurückgefahren. Die Mehrzahl der übrigen Botenstoffe folgt allmählich.

Mit unseren bedeutendsten Hormonen schwindet jedoch auf breiter Front die Vitalität.

Speziell mit ihrem täglichen Auf und Ab befasst sich die neue Wissenschaft der Chronobiologie. Es ist die Lehre von der zeitlichen Organisation physiologischer Prozesse und ihre Wiederholungen nach erkennbaren Mustern. Besonderes Augenmerk liegt dabei auf etwaige Veränderungen dieser Zeitrhythmen im Laufe des Alters und deren Bedeutung für unsere Gesundheit während der verschiedenen Lebensabschnitte.

Am dramatischsten greifen die Geschlechtshormone in unser Schicksal ein. Den Auftakt bildet die Pubertät, bei Mädchen zwischen dem zehnten und 18. Lebensjahr, bei Jungen zwischen dem zwölften und 20. Lebensjahr.

In erster Linie prägen Östrogene das Verhalten der Frau und Testosteron jenes des Mannes. Beide Hormongruppen sind jedoch auch im Körper des jeweils anderen Geschlechts wirksam und notwendig.

Die Hirnanhangdrüse sendet an bestimmte Organe den Befehl, verstärkt Sexualbotenstoffe herzustellen und ins Blut auszuschütten. Ihre überragende Bedeutung endet erst mit dem Verlust der Fortpflanzungsfähigkeit.

Diesen Wendepunkt realisiert der weibliche Körper in einem kurzen Zeitraum. Die Veränderungen des Mannes erstrecken sich in der Regel über mehrere Jahre. Aber es gelten die gleichen Prinzipien. Die Wechseljahre – ob es die Menopause oder die Andropause ist - sind ein natürlicher Vorgang. Dennoch stellen sie für das Wohlbefinden eine Belastung dar.

Die Hormone der Weiblichkeit, Östrogene und Progesteron, sind die Arbeitsbienen des Fortpflanzungssystems. Da Botenstoffe der Östrogengruppe von beinahe jeder Zelle benötigt werden, sind sie in drei Formen enthalten: als Östradiol, Östrogen und Östriol. Körperlich und seelisch steuert alles denkbar Mögliche direkt oder indirekt auf eine Empfängnis hin. Glatte Haut, kräftiges Haar, sinnlicher Duft, lockere Art, ermutigender Blick – vermutlich ist weibliche Verführungskunst auf diese Hormone zurückzuführen.

Unterm Strich präsentiert sich der weibliche Körper in Erwartung einer Schwangerschaft nicht nur optisch in Bestform. Der Kreislauf ist belastbar. Die Gefäße sind elastisch. Das Immunsystem wird optimiert. Muskeln und Knochen ergänzen sich im perfekten Wechsel von Abbau, Umbau und Erneuerung. Nach Eintritt einer Schwangerschaft wird die Atmung effektiver. Das Bindegewebe verfestigt sich. Die Hautalterung bremst sich ab. Knochen, Muskeln und sogar Nerven rüsten auf. Der Blutdruck normalisiert sich – vor allem infolge verstärkter Wasserausscheidung. Die Gewebe der Gebärmutter und der Brust werden durch Progesteron besonders vor Wucherungen und Krankheitskeimen geschützt. Auch die Psyche ist in Topform. Das Fehlen von Unruhe verbessert die Schlafqualität.

Bei der Frau in ihrer heutigen Lebensmitte stürzt die körpereigene Produktion dieser sehr unterstützenden weiblichen Botenstoffe signifikant ab. Die abrupte Entgleisung verstärkt fast alle Alterungsprozesse. Besonders betroffen: Gefäße, Herz, Haut, Knochen, Muskeln, Gehirn.

Dabei ist es nicht der einzige Mangel, der verkraftet werden muss.

Auch die weiteren, auf Griechisch als anabol für aufwärts bezeichneten

Botenstoffe schwinden im Blut und im Gewebe des Frauenkörpers.

DHEA: Für die zweite Jugend

DHEA steht für Dehydroepiandrosteron und gilt als unsere Jugendsubstanz in späteren Jahren schlechthin: Aus dieser Vorstufe werden 18 unterschiedliche Hormone gebildet, darunter auch die so genannten weiblichen, die Östrogene, und die männlichen, die Androgene. Der Organismus reduziert jedoch seine Produktion an DHEA bis zum 75. Lebensjahr auf nur noch ein Zehntel früherer Höchstdosierungen.

Die Auswirkungen betreffen genau genommen den gesamten Organismus, besonders spürbar in Bezug auf die Herzgesundheit, die Fetteinspeicherung, die Stresskontrolle, die Verwertung von Zuckermolekülen aus Kohlenhydraten und die Sexualität.

Nach mehreren, unregelmäßigen Jahren stellen die Eierstöcke erst die Produktion des Progesteron und später von Östrogen ein. Eizellen reifen nicht mehr. Die Frau wird unfruchtbar.

Das Durchschnittsalter beim Eintritt der Menopause liegt in der westlichen Welt bei 51 Jahren. Die normale Spanne von frühem und spätem Zeitpunkt dieser Veränderung reicht meist vom 44. bis zum 52. Lebensjahr. Menopause aus den griechischen Wörtern für Monat und Halt ist der endgültige Zusammenbruch des weiblichen Reproduktionssystems. Da geschieht heute sehr, sehr weit vor dem Lebensende. Drei Wendepunkte lösen einander ab: Die Prämenopause ist die Phase davor. Es folgt die Perimenopause nach dem griechischen Begriff für „herum" – ein Stadium unregelmäßiger Blutungen bis zum Eintritt der Menopause. Nach der letzten Periode beginnt die Postmenopause – ein Zeitpunkt, der naturgemäß erst rückwirkend festgelegt werden kann.

Über die Wechseljahre hinaus verbringt die Frau von heute in der Regel fast ihr halbes Leben mit Auswirkungen der niedrigen Östrogenspiegel: die Trockenheit der Haut und die Rückbildung einiger Strukturen. Gewebe im Genitalbereich schrumpfen und verlieren an Elastizität und Feuchtigkeit. Juckreiz, Hautblutung, Störung der Harnausscheidung durch Instabilität der Gefäßnerven, sowie eine Neigung zu Entzündung und Infektion sind nicht selten. Weitere Veränderungen gehen auf den generellen Hormonabfall im Blut und im Gewebe zurück.

In dieser Lebensphase häufen sich gynäkologische Krebsleiden des Gebärmutterkörpers, der Brust und der Eierstöcke sowie Fälle von Demenz.

Dramatische Gefäßschäden verursachen bei Frauen nach der Menopause beinahe jeden zweiten Todesfall. Mit den meisten Herz-Kreislauf-Erkrankungen, dem Schlaganfall und weiteren Durchblutungsstörungen steht der Rückgang an Östrogenen in sehr engem Zusammenhang.

Aus alldem resultiert die Empfehlung frühzeitiger Hormongaben zur Gesunderhaltung und zur Vermeidung gewisser Altersfolgen. In Deutschland sind Hormone allgemein verschreibungspflichtig.

Eine viel versprechende Abwandlung der konservativen oder chemischen Hormonersatztherapie ist die individuelle Substitution durch bioidentische Hormone, auch in niedriger Dosis durch die Haut. Dabei gleicht das dem Körper jeweils zugeführte Hormon allein einen durch den individuellen Hormonstatus belegten Mangel wieder aus.

Erst vor kurzem wurde das Zusammenwirken von Hormonmangel und verminderter Radikalabwehr entdeckt. Ein oxidative Stress im Organismus scheint ein gefährlicher Alterungsbeschleuniger zu sein. Vermutlich sind Hitzewallungen und andere Symptome die äußeren Anzeichen verstärkter aggressiver Oxidation im Gewebe.

Entscheidend ist die Gesamtwirkung. Es ist unzureichend, nur ein, zwei Botenstoffe anzuheben, sondern das gesamte Spektrum muss dabei mitberücksichtigt werden. Heute ist die Bestimmung winziger Hormonmengen im Blut, Speichel, Urin und aus anderen Quellen möglich.

Phytosubstanzen ersetzen Echthormone

Positiv auf die generellen Hormondefizite im weiblichen Körper wirken sich erwiesenermaßen Substanzen einer Reihe von weltweit geschätzten Heilpflanzen in Kombination mit anderen Nährstoffen und Aufbaubestandteilen aus.

Die Frau mit Wechseljahrbeschwerden profitiert erfahrungsgemäß vor allem von diesen Pflanzen und ihren Inhaltsstoffen:

Orthosiphon: Auch Katzenbart genannt, wirkt ausschwemmend, krampflösend und keimtötend.

Wilder Yam: Reguliert den Blutzuckerspiegel und Blutfettwerte.

Dong Quai: Die Chinesische Brustwurz hilft seit Jahrtausenden auch bei Problemen mit Blutdruck und Durchblutung.

Lignane: Extrem wichtige Phytohormone, unverdient im Schatten der Isoflavone. Eine Anti-oxidanzienreiche Stoffgruppe mit großer Ähnlichkeit zu den Sexualhormonen. Möglicher Schutz vor hormonabhängigen Tumoren der Brust und des Darms.

Rotklee: Verringert Beschwerden in der Menopause, verstärkt den Schutz vor Osteoporose.

Valeriana: Als Baldrian bekannt, wirkt ausgleichend und beruhigend.

Hochwirksam bei allen klimakterischen Beschwerden.

Sojabohne: Ihre Isoflavone und Flavone sind die bekanntesten Phytohormone, stärken das Immunsystem, ihre Phytosterole sind Hormonvorläufer und senken den Cholesterinspiegel.

Prämenstruelles Syndrom

Mehr als 200 körperliche, seelische und psychologische Symptome werden inzwischen dem prämenstruellen Syndrom, Abkürzung PMS, zugerechnet. Die drei auffälligsten Symptome sind: Gereiztheit, Anspannung und Störung des Gefühlslebens. Die Auswirkungen dessen, was sich unbemerkt im Organismus in den zehn Tagen vor der Regel abspielt, sind nahezu unüberschaubar: Sie können die Darmtätigkeit, den Schlaf, den Appetit, Veränderungen in der Haut und noch sehr viel mehr Wahrnehmungen betreffen. Darunter sind deutliche Krankheitszeichen wie Brustspannen, Ödeme, Kopfschmerzen, Völlegefühl und Schlafstörungen. Die Verschiebung der Gefühle in einen ungewöhnlich ausgeprägten Bereich kann sowohl aggressiv als auch depressiv maskiert sein. Gerade diese seelischen und psychologischen Symptome sind Ursachen dafür, dass das PMS eine jener Erkrankungen ist, die auch die Umgebung der Betroffenen miteinbeziehen.

Den Problemen ist eines gemeinsam. Sie sind vorhersehbar und treten in den zehn Tagen vor der Regel auf. Gynäkologen vermuten dass zwei bis vier Frauen von zehn deutlich in der Phase vor der Periode leiden. Diese Prüfung beginnt Mitte des Zyklus und verstärkt ihre Begleiterscheinungen zur Menstruation hin.

Bis heute haben sich Wissenschaftler nicht auf ein gemeinsames Erklärungsmodell geeinigt. Für viele Thesen spricht vieles, aber keine erklärt alle Phänomene des Syndroms umfassend.

Bei betroffenen Frauen ist die Östrogenkonzentration im Blut erhöht. Das kann mit verzehrten Nahrungsmitteln zusammenhängen. Manche Tierzüchter halten gesetzliche Vorgaben nicht ein, wonach Fleisch, Eier und Milch in unterschiedlichem Schweregrad mit Östrogenen belastet sind. Werden Hormone im Blut gemessen, sind sie jedoch unauffällig im unteren Normalbereich. Auch Bauchfett, das Östrogen speichert, kann stören. Eine geschwächte Leber schafft es nicht, Östrogene zu entsorgen, so dass sie im Blutkreislauf bleiben.

Erschwerend für eine Beurteilung ist die Beobachtung, dass die genauen Beeinträchtigungen von den betroffenen Frauen sehr unterschiedlich erlebt werden können, manchen registrieren sogar große Veränderungen von einem Monat zum nächsten.

Kennzeichnend für das prämenstruelle Syndrom ist, dass all diese Symptome mit dem Einsetzen der Regelblutung in fast allen Erscheinungsbildern schlagartig vergehen.

Frauen nach den Wechseljahren

haben diese Beschwerden nicht mehr. Vor allem für Mediziner mit hohem, geprüftem Fachwissen über die molekular-metabolischen Vorgänge weist dieser Umstand auf eine entscheidende Rolle des Hormongeschehens hin. Sie konzentrieren sich jedoch nicht auf die Blutwerte der Botenstoffe, um dort Hinweise zu identifizieren, sondern blicken auf deren Andockstationen in den Organgeben, den Rezeptoren. Eine einzelne Zelle besitzt häufig mehrere solcher Rezeptoren für den Empfang von Signalen, etwa durch Hormone oder Reize wie durch Druck oder Wärme.

PMS-Schlüsselsubstanz Serotonin

Im Vordergrund der PMS-Strategien steht heute vor allem das Zusammenspiel von Gehirnbotenstoffen mit den Frauenhormonen.

Die auf Kongressen zur Menopause und Andropause mit großer Regelmäßigkeit wiederkehrende These lautet: Frauen mit PMS leiden nicht unter einer Hormonstörung, denn diese Systeme sind in Ordnung. Ihr Problem ist, dass sie in den Tagen vor der Regel durch ganz normale Hormonwerte übermaßig stark beeinflusst werden, weil ihre Empfangseinrichtungen, die Rezeptoren, übersensibel reagieren.

Gestört ist vor allem das System, über das Serotonin, ein im ganzen Körper überaus wichtiger Botenstoff, vielfältige biochemische Prozesse einleitet und kontrolliert. Obwohl im Laufe des Zyklus Hormonschwankungen ganz normal bleiben, erleben viele organische Vorgänge jetzt eine Art von Fehlsteuerung. Zu schwach oder zu stark.

Das Problem entsteht im Gehirn, weshalb der kundige Mediziner vielleicht sehr ungewöhnliche Fragen stellen wird: Fühlen Sie sich plötzlich zu ungeschickt, um ein Gartengerät zu benutzen oder Auto zu fahren? Sind

Ihnen vermehrt Ungeschicklichkeiten unterlaufen, etwa bei der Hausarbeit in den Finger geschnitten, bei beruflicher Tätigkeit Termin verschlampt?

Serotonin heißt im Volksmund Glückshormon, weil es die Stimmung positiv oder negativ mitsteuert, dabei wirken diese Substanzen zu 95 Prozent im Körper außerhalb des Gehirns. Im Zentralen Nervensystem ist es neben der Laune vor allem für Appetit und Fressattacken verantwortlich. Außerhalb des Gehirns wirkt Serotonin fast überall mit. Bei der Steuerung des Anspannungszustandes von Gefäßen (wichtig zur Vermeidung von Herzproblemen), bei der Bildung des Schlafhormons Melatonin, bei der Verdauung. Als besonders wichtiges Gewebshormon wird Serotonin außerdem bei der Regeneration von Leber und Bauchspeicheldrüse, bei der Insulinausschüttung und der Blutgerinnung, weshalb beispielsweise deshalb dreimal häufiger Magenblutungen auftreten.

Von PMS Betroffene leiden vor allem an einer – unter wissenschaftlichen Bedingungen auch messbaren – Funktionsstörung ihres Serotoninsystems. Möglich ist, dass dieses Hormon ab der Zyklusmitte vorübergehend nicht ausreichend zur Verfügung steht. Hier setzt die individuell eingeleitete Hilfe durch die Präventionsmedizin beim prämenstruellen Syndrom ein.

Niedrige Serotoninspiegel sind die generelle Hauptursache für Depressionen, sowohl bei der Frau als auch beim Mann. Häufig ist der natürliche Serotoninhaushalt durch unterschiedliche Faktoren gestört. Dazu zählen: genereller Mangel an Hormonen oder Vitaminen, chronischer Stress und emotionale Extrembelastungen, Entzündungsprozesse, genetische Prägungen und ein altersbedingter Rückgang des Serotonin-Stoffwechsels. Bei einzelnen Frauen gehen Serotonin-Rezeptoren gehen schon früh zum Teil verloren. In einigen Arealen wurden Abweichungen von bis zu 55 Prozent gemessen.

Vielen Frauen wird trotz eines großen Leidensdrucks durch das PMS nicht so geholfen, wie geholfen werden könnte. Übliche Laboranalysen mit Konzentration auf die Blutwerte führen nicht zwingend zum Erkennen der wahren Ursachen.

Allerdings werden seit langem einige Heilpflanzen günstig bewertet, etwa die Einnahme von Substanzen des Mönchspfeffers, Agnus castus, und anderer Phytoöstrogene, außerdem gehirnfreundliche Vitamine der großen B-Familie sowie die Gaben von Calcium und Magnesium.

Sensationelle Erkenntnisse aus der Anti-Aging-Medizin stellten schließlich erst vor wenigen Jahren die Weichen für eine grundlegend natürlichere Betrachtungsweise des Prämenstruellen

Syndroms.

Die Erfahrung zeigt: Viele Beschwerden der PMS sind durch eine Erhöhung des Serotonins von außen korrigierbar.

Eine Heilpflanze liefert das Glückshormon

Körperliche Beschwerden, für die keine organische Ursache gefunden werden kann, sind weit verbreitet. Anti-Aging-Mediziner wie der Münchner Frauenarzt und wissenschaftliche Autor Dr. med. Alexander Römmler empfehlen auf Grund eigener Erfahrung und auf der Basis kontrollierter Studien, bei Allgemeinsymptomen auch an ein Serotonin-Defizit-Syndrom zu denken. Da dieses Hormon fast überall im Körper wichtige Dienste erfüllt, zeigt sein Mangel viele Gesichter.

Zu häufigen Symptomen von nicht näher aufgeklärten körperlichen Beschwerden, die nicht von psychischen Erkrankungen oder Funktionsstörungen herrühren, zählen Schmerzen, Erschöpfung, Beschwerden des Magen-Darm-Traktes und des Herz-Kreislauf-Systems oder Störungen des Urogenitalsystems. Bei leichten und milden Depressionen, bei Schlafproblemen und damit zusammenhängenden Störungen ist der Ausgleich des Serotoninmangels durch Zufuhr seiner Vorstufen möglich. Dabei handelt es sich um Aminosäuren.

Das erste Mittel der Wahl ist die Aminosäure 5-Hydroxytryptophan, 5-

HTP. Sie ist verzehrbar. Was wir normalerweise zu uns nehmen, enthält 5-HTP nur in winzigsten Mengen, etwa Käse, Hühnerfleisch, und auch eine vermehrte Zufuhr von Nahrungsmitteln mit Tryptophan hilft nicht immer. Bei der Lösung dieses Problems wurden Wissenschaftler in Westafrika fündig. 5-Hydroxytryptophan ist die Hauptsubstanz im Samen der Heilpflanze Griffonia simplicifolia. Sie entpuppte sich als eine verblüffende Quelle unseres Glückshormons.

5-HTP ist ein Baustein zwischen den zwei Neurotransmittern Serotonin und Tryptophan. Im optimalen Fall wird Serotonin aus Tryptophan und 5-HTP gebildet. Eine gute Wirksamkeit zeigte sich zum Glück am Beispiel einer anderen Nahrungsergänzung, dem oben erwähnten Extrakt aus Griffonia simplicifolia: Wird durch Einnahme dieses Pflanzenstoffes der 5-HTP Spiegel künstlich erhöht, stimuliert das die Serotonin-Entstehung im Gewebe des Zentralen Nervensystems. Neuronen, die Serotonin herstellen, erhöhen ihre Produktion. Unterstützend sind eine Reihe von Vitaminen wie B6, C und Folsäure und Spurenelemente, etwa Magnesium, hilfreich.

Schon zwischen 1966 und 2000 zeigten 108 5-HTP-Studien eine positive Wirkung dieser Aminosäure auf pflanzlicher Basis. Pharmazeutisch rein wird die Substanz in Kapseln von 25 bis 200 Milligramm abgegeben, um eine präzise Anwendung zu ermöglichen.

Die Arzneimittelwirkung von Tryptophan ist in Deutschland anerkannt und zugelassen.

Soviel 5-HTP wird empfohlen:

Zur Steigerung des Wohlbefindens 100 bis 200 mg 5-HTP, Einnahme morgens.

Bei Schlafstörungen 100 bis 300 mg 5-HTP, zwei Stunden vor dem Schlafengehen.

Bei Depression 300 bis 400 mg 5-HTP, aufgeteilt morgens, mittags.

Bei Migräne 400 bis 600 mg 5-HTP über den Tag verteilt.

Als Appetitzügler 600 bis 900 mg 5-HTP aufgeteilt morgens, mittags, abends.

Auf den Punkt gebracht

Der Gründer des Buddhismus mit dem Ehrentitel Buddha, Gautama Siddartha, ermunterte und mahnte zugleich mit seinen Worten: „Jeder Mensch ist Autor seiner eigenen Gesundheit oder Krankheit."

Das bewahrheitet sich heute fatal.

Vor allem der Staat versagt völlig beim Schutz seiner Bürger und reduziert auch seine Hilfen Zug um Zug.

Bereits heute sind 57 Prozent der deutschen Bevölkerung in ihrer zweiten Lebenshälfte. Kaum jemandem ist bewusst, dass Altern einer der größten Risikofaktoren überhaupt ist! Mit jedem Atemzug, mit jedem Herzschlag addieren sich unmerkliche Schäden zu einer immer größer werdenden Belastung.

Der ältere Mensch nimmt heute im Durchschnitt gleichzeitig fünf bis sechs Medikamente ein, die meisten wegen Bluthochdruck, Diabetes, zu hohen Cholesterinspiegeln und Osteoporose, sowie ein bis zwei weitere wegen der Nebenwirkungen. Die häufigsten Todesursachen sind nicht-übertragbare, durch den Lebensstil mitbeeinflusste Krankheiten, deren Beginn oft Jahrzehnte zurück lag.

Die Reparaturmedizin reagiert zu spät oder steht auf verlorenem Posten, wie die Autoren Simone Homm und Rüdiger Schmitt-Homm des Handbuchs „Anti-Aging & Prävention" urteilen.

Statt mit Heilung wird mehr Geld erzielt, wenn kranke Menschen mit immer weiteren Medikamenten halbherzig mehr oder weniger frei von Symptomen gehalten werden.

Moderne, systematische Medizin erscheint hilflos im Heilen von chronischen Krankheiten und lebensbedrohenden Leiden. Viele Symptomwerte werden verbessert: Blutdruck wird gesenkt, Blutzucker wird reduziert, Blutfette werden normalisiert. Doch dadurch sinken weder die Patientenzahlen, noch gehen die Todesfälle zurück. Häufig nimmt die Lebensqualität ab.

Todesfälle und Krankenhauseinweisungen nach der Einnahme von verschreibungspflichtigen Medikamenten müssen in vielen Staaten registriert werden, bei uns nicht. Statistiken melden seit 2010 eine Zunahme unerwünschter Vorfälle um bis zu 90 Prozent.

Viele Krankheiten laufen Amok quer durch die Schichten der Gesellschaft und treffen jedes Jahr mehr Menschen ohne Aussicht auf Besserung.

Klar ist auch: Die Reparaturmedizin wird von der Solidargemeinschaft bezahlt, die Krankheitsvorbeugung ist Selbstzahler-Medizin.

Zur erhöhten Versorgung des Stoffwechsels und anderer Leistungen unserer Organe wurden Nahrungsergänzungsmittel entwickelt. Alle Inhaltsstoffe sind Nährsubstanzen und Wirkstoffe, die irgendwo in der Welt Teil der normalen Ernährung sind. Kritiker mit persönlichen Interessen an einer Bewahrung der herrschenden Zustände im Medizinbetrieb siedeln Mikronährstoffe in einem Grenzbereich zwischen Lebensmitteln und Arzneistoffen an.

Für die Europäische Union listet eine spezielle Zusammenstellung, das EU Register of nutrition and health claims made on foods, auf, welche Aussagen zu Nahrungsergänzungsmitteln mit Bezug auf Gesundheit gemacht werden dürfen.

In den U.S.A. werden Vitamine, Mineralien und weitere natürliche Substanzen nach dem Federal Food, Drug and Cosmetic Act reguliert.

Im Sieben-Säulen-Konzept der internationalen Anti Aging-Medizin mit Schwerpunkt Prävention optimiert die Supplementierung mit speziellen Wirkstoffen die eigene Schutzfähigkeit und den hohen Funktionserhalt des Körpers. So kann der gesunde Mensch jeden Alters selbstbestimmt die Weichen für die Zukunft stellen. Spezielle Voruntersuchungen mit individueller Diagnose sind das empfohlene Fundament.

Jeder Mensch ist genetisch unterschiedlich, mit eigenen biologischen Prozessen. Der Stoffwechsel variiert von Person zu Person, auch wegen des Geschlechts, des Alters, des Lifestyles, der Ernährung und wegen des Verhältnisses von Muskelmasse und Fettgewebe.

Arztsuche

Eine optimale Nahrungsergänzung berücksichtigt einen individuell ermittelten Mangel an Mikronährstoffen. Auf der Webseite der Deutschen Gesellschaft für Prävention und Anti-Aging-Medizin, GSAAM e.V., www.gsaam.de, sind unter dem Suchwort Arztsuche empfohlene Ärztinnen und Ärzte in Deutschland, Österreich und der Schweiz nach Postleitzahlen gelistet. Sie verfügen über geprüftes Fachwissen über altersbedingte Veränderungen mit Schwerpunkt Prävention.

Möglicherweise kann die richtige Versorgung auch durch eigene, behutsame Versuche gefunden werden. Ein Nichtmediziner ist jedoch meistens überfordert, wenn er versucht, seinen individuellen Mangel an Nährstoffen und Hormonen tageszeitlich korrekt durch von ihm selbst zusammengesetzte Nahrungsergänzungen auszugleichen. Doch es ist theoretisch möglich, und Gespräche mit Ärzten und Apothekern könnten dabei hilfreich sein.

Zusammenfassung

Der weibliche Organismus befindet sich weit früher, als vielen Frauen bewusst ist, in einem Abwärtssog einzelner Botenstoffe. Mit Pflanzensubstanzen kann bereits diese verlorengehende Balance der Hormone ebenso gemeistert werden wie danach die Menopause und der folgende lange Lebensabschnitt – ein Paradefeld von Phytostoffen in chronobiologischer Anwendung mit unterschiedlichen Wirkstoffen für den Tag und für die Nacht.

Am Morgen
Isoflavone aus Soja
Lignane
Orthosiphon-Extrakt
Wilder Yams-Extrakt
Dong Quai-Extrakt
Damiana-Extrakt

Am Abend
Isoflavone aus Soja
Lignane
Magnesium
Wilder Yams-Extrakt
Rotklee-Extrakt
Valeriana-Extrakt
Trauben-Silberkerze

Mutterhormon der Chronobiologie

Bis in die 1990er Jahre war über das Hormon Melatonin in klinischen Wörterbüchern der 90er-Jahre, also in den Lehrbüchern vieler heutiger Mediziner, zu lesen: „Physiologische Wirkungen sind nicht geklärt". Heute wissen wir: Hier haben wir es mit dem überragenden Mutterhormon der Chronobiologie zu tun, mit dem ältesten Botenstoff der Weltgeschichte überhaupt, das in jeder Pflanze, in jedem Tier und in unserem Körper die inneren Uhren ticken lässt!

Drei amerikanische Forscher erhielten im Oktober 2017 den Nobelpreis für Medizin oder Physiologie für Entdeckungen zum Tag-Nacht-Rhythmus in einzelligen Lebewesen, die ihnen bereits 1984 und 1994 gelangen. Inzwischen wissen wir sehr viel mehr. Jede einzelne Zelle im menschlichen Körper besitzt ein eigenes System für Informationen über Licht. Das menschliche Gehirn nimmt Tageslicht auch bei geschlossenen Augen wahr. Und das Wichtigste: Melatonin hat noch eine Megawirkung. Es verhindert - verglichen mit anderen Antioxidanzien - mit 100facher bis 1.000facher Intensität zellschädigenden oxidativen Stress in den Geweben.

Auf der anderen Seite besteht kein Zweifel: Störungen des natürlichen Tag-Nacht-Rhythmus sind eine Hauptursache für Schlafprobleme bei 40 Prozent aller Erwachsenen. Besonders belastet sind Schichtarbeiter durch künstliches Licht bei Nacht. Das geht aus Daten von mehr als 250.000 Krankenschwestern und deren Kindern und Mütter hervor, der ersten generationenübergreifenden Melatoninstudie überhaupt: Nachtschichtbetrieb ist ein hoher Risikofaktor für Krebserkrankungen der Brust, der Gebärmutter, des Darms und in der Lunge. Bei Männern mit Schichtarbeit steigen die Zahlen für Prostatakrebs und Darmkrebs.

Vögel und Menschen besitzen unter der Schädeldecke einen Lichtsensor. Es ist die Zirbeldrüse oder das Pinealorgan. Ein Unterschied ist gravierend. Der Schädelknochen der gefiederten Freunde ist sehr dünn und lässt Licht direkt auf ihren Melder für den Übergang von Tag auf Nacht durch. Unser „drittes Auge" ist in diesem Sinne blind. Es holt sich diese Information umständlich über das Auge. Und damit wird es bei uns sehr viel komplizierter.

Für das Gelingen dieses Ein-Aus-Schaltens ist das menschliche Gehirn auf komplexe Hilfsmittel und auf neuronale Verschaltungen angewiesen. Die Netzhaut verfügt über spezielle Sensoren, die bis 2002 unentdeckt waren. Diese Gewebebestandteile des Auges sehen nicht Schwarz-Weiß-Informationen oder Farbdaten, sondern registrieren die Morgendämmerung und Abenddämmerung, die Jahreszeit, Stimmungen und Schwingungen. Eine sehr sensible Nervenverbindung übermittelt Informationen dieser Sensoren im Auge unserem Pinealorgan zwischen Kleinhirn und Großhirn.

Die mit elektrischen Botschaften übertragenen Impulse werden dort in das so genannte Schlafhormon umgewandelt, in Melatonin. Es ähnelt in seinem Aufbau dem Glückshormon Serotonin. Damit wird das winzige Pinealorgan zur Steuerzentrale aller weiteren Drüsen und vieler anderer Regelstrukturen! Das wichtigste von Melatonin beeinflusste Steuerteil im Gehirn ist ein Nervenbündel mit dem komplizierten Namen „Suprachiasmatische Nuclei" (SCN). Von hier wird der Hypothalamus gesteuert, der zu bestimmten Tageszeiten Releasingfaktoren ausschüttet. Über einen eigenen Blutkreislauf werden in der Folge die wichtigsten Steuerhormone (FSH, LH und ACTH) in der Hirnanhangdrüse freigesetzt, die ihrerseits die Hormondrüsen im ganzen übrigen Körper kontrollieren.

Der vom Pinealorgan ausgehende Wirkmechanismus kann als das Hauptstellwerk aller inneren Uhren betrachtet werden. Diese Zentrale erfährt von außen den Tag-Nacht-Wechsel und betreibt, kontrolliert und korrigiert auf dieser Basis unzählige Rhythmen in unserem Körper, vermutlich Abertausende, die aufeinander und untereinander abgestimmt werden.

Das Gehirn gibt das Hormon Melatonin während des ganzen Tages ins Blut ab und steuert mit ihm die Programmierung unserer Organe. Bei Helligkeit ist die Ausschüttung niedrig. Der Übergang zur Dunkelheit löst im voll bio-aktiven Körper das Anschwellen der produzierten Dosis dieses Hormons steil auf etwa das Achtfache an. Mit diesem kraftvollen Signal schalten unsere inneren Uhren den Organismus auf nächtliches Erneuern und Reparieren um und bei Tagesanbruch wieder zurück auf die passende Aktivität.

Ihre im Blut übermittelte Botschaft stellt nachts Körperfunktionen ruhig und verschafft den meisten Organen eine Erholungspause. Der natürliche Schlaf parallel zu diesem Biorhythmus passt bestens ins Konzept – dadurch bleibt dem Körper die volle Kraft für Regenerierung. Melatonin stimuliert die Aktivität bestimmter Zellgruppen, auch solcher zur Beseitigung von Krankheitserregern. Die Wirkung freier Sauerstoff-Radikalen wird stark eingeschränkt.

Das Alter verkürzt die biologische Nacht

Im älteren Organismus unterscheidet sich diese Hormoninformation deutlich. Das Dunkelheitssignal wird um einige Stunden nach hinten verschoben und nur für sehr kurze Zeit produziert. Die biologische Nacht ist plötzlich sehr viel kürzer. Sie dauert nur von kurz vor Mitternacht bis kurz danach. Zusätzlich ergibt sich ein Riesenproblem: Der Anstieg erreicht häufig höchstens das Doppelte des Tageswertes. Diese geringe Differenz ist bei sehr vielen Personen zu schwach, um von den Organen überhaupt nachhaltig richtig verstanden zu werden. Sie gehorchen nicht auf den wichtigen Befehl, sich abends auf andere, nicht weniger wichtige Aufgaben zu stürzen.

In solchen Fällen fehlt jedoch nicht allein die echte Nachtruhe. Das vereinfacht Schlafhormon genannte Melatonin ist eine Multifunktionssubstanz. Ein weiterer faszinierender Effekt ist die nächtliche Absenkung der Körpertemperatur. Der natürlich unterkühlte Organismus altert langsamer und entgiftet wirksamer. Melatonin zügelt auch ausgleichend das Stresshormon Adrenalin. Das ist hilfreich, weil parallel zur Einschlafphase die Nebennieren gewaltig angestrengt sind, mit ihren Stresshormonen die anstrengenden Umstellungen auf den Nachtbetrieb zu steuern.

Überlagert wird dieses komplexe Geschehen durch die unterschiedlichen Verhältnisse während der Jahreszeiten.

Mit zunehmendem Alter werden Schlafstörungen wahrscheinlich – und im Sommer nehmen sie häufig zu. Einzelne Schlafphasen werden flacher und kürzer, und die ganz tiefen verschwinden unter Umständen völlig.

Wichtig ist nicht eine unbedingt hohe Konzentration des Schlafhormons im Blut. Den Ausschlag gibt bereits jeder erkennbare starke Anstieg hinauf zu einem nächtlichen Signalwert, auch wenn der Basiswert niedrig war. Wenn dieser natürliche Hormonverlauf nachgeahmt oder unterstützt wird, verbessert das vielfältig die Lebensqualität.

Als Durchschlafhilfe muss das Schlafhormon der Leber anhaltend zugeführt werden, da es zügig umgewandelt und nach rascher Wirkung über die Nieren zur Ausscheidung präpariert wird.

Die rhythmische Aktivität unserer Organe spiegelt sich innerhalb ihrer eigenen Zyklen wieder. Die wichtigsten sind circadian, denn sie wiederholen sich etwa innerhalb eines Tages. Genau genommen, ist der Organismus auf Überzeit programmiert. Unser biologischer Tag dauert manchmal bis zu 25 Stunden. Durch die Wahrnehmung des Helligkeit-Dunkelheit-Wechsels wird diese Spanne der Erdumdrehung angepasst und um eine Stunde verkürzt (Eine blinde Person muss ohne diese Orientierung mit dem verlängerten Tag leben).

Durch einen kraftvollen Melatoninimpuls wird die innere Uhr jede Nacht neu gestellt.

Die inneren Regulatoren teilen jedem Körperbereich Zeiten der Erholung und der Anstrengung zu. Manche Idee aus diesem Zeitplan bleibt ein Geheimnis der Evolution. Aber die Messungen sind unbestechlich:

Morgens gegen 8 Uhr werden die meisten Sexualhormone produziert.

Zwischen 10 und 12 Uhr gelingen knifflige Denkaufgaben besser.

Zwischen 12 und 14 Uhr erzeugt der Magen die meiste Säure.

Zwischen 19 und 22 Uhr sinken der Blutdruck und die Körpertemperatur ab.

Und alles wird gesteuert vom Pinealorgan. Doch es gibt Probleme.

Nicht nur, dass der moderne Mensch sich als einziges Lebewesen von seinen Rhythmen löst und die Nacht zum Tag macht – je älter wir werden, umso niedriger wird nachts die Produktion von Melatonin und umso kürzer wird das von ihm ausgehende Signal an die anderen Drüsen. Häufig setzt es erst weit nach Mitternacht ein. Bei Tagesanbruch stoppt die Ausschüttung dieses Hormons jedoch weiterhin pünktlich. Das führt dazu, dass Älteren das Schlafhormon über einen viel zu kurzen Zeitraum und damit insgesamt immer weniger zur Verfügung steht.

Dem älteren Pinealorgan ist die ausreichende nächtliche Produktion von Melatonin nicht mehr möglich, auch wenn der Körper völliger Dunkelheit ausgesetzt wird. Die Zirbeldrüse wird sehr stark mit Blut versorgt und wie andere Areale mit Gefäßen ist sie prädestiniert, unter Kalkablagerung zu leiden. Es kommt zu ausgeprägten Schlafstörungen.

Melatoninmangel spiegelt sich auch in der gestörten Rhythmizität der nachgeschalteten Hormonsysteme wieder. Der Abfall der weiblichen Sexualhormone kann zum Faktor einer früh eintretenden Menopause werden. Es droht auch eine Abschwächung der Produktion des Somatropin. Fehlendes Melatonin zeigt auch in der Leber Wirkung, wenn sie nachts nicht neu programmiert wird. Es droht Insulinresistenz, die zu Diabetes führen kann.

Besondere Folgen zeigt der Melatoninmangel direkt im Gehirn. Alle nächtlichen Reparaturmechanismen werden verringert. Das Abspeichern von Informationen ins Langzeitgedächtnis, das nachts erfolgt, ist erschwert. Das erhöht die Anfälligkeit für frühzeitige Demenz und neurodegenerative Prozesse.

Welche Symptome zeigen an, dass das Pinealorgan schlapp macht?

Die wesentlichen Hinweise umfassen Einschlafstörungen, frühes Aufwachen, das sich zu Durchschlafstörungen entwickelt, eine Abnahme des Träumens, tagsüber Schlappheit, Müdigkeit und eine gewisse Unlust, ins Bett zu gehen, ein Verhalten, das der Volksmund senile Bettflucht bezeichnet. Es hat mit dem Alter nichts zu tun – es ist das Fehlen von Melatonin.

Nach welchen Symptomen forscht zusätzlich der Mediziner?

Auch Anzeichen einer Vorstufe von Diabetes könnten im Spiel sein. Man spricht von der hyperinsulinämischen Phase ... sobald sie diagnostiziert ist, sollten die Melatoninwerte ermittelt werden. Auch nächtlicher Harndrang könnte auf Melatoninmangel beruhen – wegen des fehlenden antidiuretischen Hormons, ADH.

Unter ärztlicher Kontrolle – denn es ist eine Hormongabe – kann Melatonin therapeutisch eingesetzt werden.

Tor zum Alter ohne Krankheit

Frauen werden älter und kränker. Oft schützt nicht einmal ein gesünderer Lebensstil sie vor schwerem Leiden oder vor Behinderung. Doch es gibt begründeten Optimismus. In Tiermodellen können durch bestimmte Substanzen Altersveränderungen nach hinten verschoben und durch das Vermeiden von Erkrankungen die gesunden Lebensjahre verlängert werden.

Zunehmend erkennt auch in unserem eigenen Körper die Anti-Aging-Medizin wirklich geniale Potenziale der Gesunderhaltung. Moderne Studien weisen zu einer von der Evolution geprägten genialen Anpassung an äußere Bedingungen. Im günstigen Fall stehen in unseren Zellen die Zeichen auf Wachstum und Erneuerung. Offensichtlich werden jedoch beim Auftreten von Problemen als verblüffende Rettungsmethode intelligente Heilprozesse aktiviert. Auf diese Weise kann in engen Grenzen die menschliche Zelle solche Herausforderungen parieren und dabei ihre Abwehrkräfte trainieren. In der Folge starten besonders wirksame Maßnahmen von Krankheitsabwehr und Reparatur.

Zum Beispiel werden Heilmaßnahmen eingeleitet, weil wir hungern.

Als Auslöser für körpereigene Wellness-Prozesse fungieren verblüffender Weise Krankheitserreger, Gifte, Stresszustände und andere Angriffe. Solange die Belastungen gering und die Reize schwach sind, wird das geforderte Immunsystem gestärkt und mit den Störungen fertig. Erst eine zu starke Attacke wird für die Zelle fatal.

Unterm Strich ist deshalb ein symbolisch leichter Fußtritt gegen den Organismus durchaus nützlich.

Bisher werden diese Möglichkeiten zu wenig abgerufen.

Aber der Mechanismus ist entschlüsselt und wird in der modernen Medizin bereits genützt.

Reiz und Aktivierung müssen jedoch bis ins hohe Alter geschehen.

Die Fachsprache nennt die neu verfolgte Theorie Hormesis-Prinzip. Das hat nichts mit Hormonen zu tun. Beide Begriffe enthalten jedoch die griechische Silbe horm für antreiben. Das Immunsystem wird beschäftigt, stimuliert und trainiert. Immer Schongang wäre ein Risiko.

So kann ein vollständiges System an Anti-Aging-Wirkungen aktiviert werden, auch bewusst!

Ort des Geschehens sind Signalwege innerhalb der Zellen. Über sie wird zum Beispiel ermittelt und informiert, wieviel Energie und Nahrungsstoffe für die betreffende Zelle zur Verfügung stehen. Auch der Stresszustand fließt in die Bewertung ein. Diese Informationen von außen regeln die natürliche Abfolge der einzelnen Lebensphasen einer Zelle. Alle essenziellen Prozesse sind ganz logisch an die herrschenden Bedingungen geknüpft.

Günstige Voraussetzungen drängen zum Beispiel die Entscheidung einer Zelle in Richtung Wachstum und Vermehrung von Gewebe durch Zellteilung. Sie reift und bereitet die Herstellung ihrer Kopie vor. Nach der Teilung und am Ende der Entwicklung leitet die ursprüngliche Zelle selbst mit freiwilligem Erlöschen des Stoffwechsels ihren programmierten Selbstmord ein.

So bleibt die Zellzahl auf einem weitgehend konstanten Niveau.

Auf vergleichbare Weise bestimmen ungünstige Existenzbedingungen ebenfalls die Prozesse der Zelle mit. Beispielsweise können Nahrung und Energie fehlen. In einem derartigen Notfall werden Aufgaben, die im Augenblick für das Überleben nicht wichtig sind, innerhalb der Zelle vorübergehend stillgelegt. Statt des geplanten Fortgangs von einem Schritt zum nächsten kann jetzt das Unterbrechen der natürlichen Entwicklung sinnvoll sein, der sogenannte Zellarrest. Dadurch wird letztlich auch der Zelltod auf unbestimmte Zeit hinausgezögert.

Noch wichtiger ist: Während einer derartigen Phase ohne Wachstum werden alle freien Potenziale stattdessen auf Optimierung und Reparatur beschädigter Erbanlagen oder im Extremfall auf den Untergang einer rettungslos geschädigten Zelle konzentriert.

Seit Jahrzehnten werden im Labor diese Entwicklungen an Zellkulturen schon wissenschaftlich erforscht. Bei Versuchstieren mit sehr kurzer Lebenszeit können bereits Altersveränderungen verzögert und die gesunden Jahren ohne Krankheit verlängert werden.

Sogar sehr Verblüffendes steht fest: Dass Aktivitäten in einer Zelle mit Informationen von außen verknüpft sind, gilt sogar für das Vortäuschen eines Problems – etwa durch das 14-Stunden-Hungern beim Dinner Cancelling, dem Verzicht auf das Abendessen.

Wer das Hormesis-System beherrscht, kann Zellen reparieren oder sie sterben lassen. Er kann einerseits schrumpfende Organe wieder wachsen lassen und verjüngen und andrerseits Krebszellen in den Selbstmord führen.

Die Wirkungsweise ist phänomenal.

In jeder Zelle befinden sich mehrere solcher Kommunikationssysteme. Allein an der Entstehung einer Krebserkrankung sind etwa zehn solcher Pfade mit jeweils einem Dutzend Schaltstellen beteiligt. Das bedeutet, dass entlang dieser Signalketten an die 100 Möglichkeiten des Eingreifens existieren.

Es ist eine Gratwanderung. Das Ergebnis ist paradox.

Milder negativer Stress trainiert und stärkt erst einmal das Immunsystem. Es gewöhnt sich an die Herausforderung und wird kampfbereiter. Doch die Attacke gegen eine Zelle darf nicht übertrieben werden. Denn der Effekt durch eine Belastung entspricht einer Kurve ähnlich dem Buchstaben J: Zu Beginn nimmt die negative Wirkung ab, denn die Krankheitsabwehr wird verstärkt. Das Ergebnis ist günstig, und die Kurve der Belastung zeigt erst einmal nach unten. Ist die Schädigung durch Gift und Stress jedoch übermächtig, schnellt der Störungsdruck auf die Zelle plötzlich steil nach oben. Dieser Umkehreffekt ist dann eindeutig stark schädigend.

Wenn die Medizin dieses Geschehen jedoch beherrscht, winken auf lange Sicht weniger Erkrankungen und mehr Lebensjahre.

Können wir einen solchen Effekt sogar gezielt herbeiführen? Offensichtlich ja.

Der Präsident der Deutschen Gesellschaft für Prävention und Anti-Aging-Medizin, GSAAM e.V., Professor Dr. med. Bernd Kleine-Gunk, nannte in einem Interview zu diesem körpereigenen Anpassungsmodell an Stressoren als Beispiele neben dem erwähnten 14-Stunden-Fasten das Saunieren. Auch für das Gift Alkohol gibt es Entwarnung, solange die Menge niedrig ist. Dr. med. Bernd Kleine-Gunk: „Alles Dinge, die unseren Körper unter Stress setzen und an sich gar nicht gesund sind. Gesund ist erst die Antwort unseres Körpers darauf."

Auch stressiger Sport ist eigentlich ein Alterungsfaktor. Denn stärkerer Energieverbrauch setzt mehr Sauerstoffradikale frei. Dieser oxidative Stress ist sehr belastend. Doch der akut strapazierte Körper reagiert vehement, vermehrt spezielle Enzyme und schützte sich davor besser als vorher.

Ganz nah dran an der Entdeckung dieses Prinzips war eine kanadische Forschergruppe schon zwischen Dezember 1964 und Februar 1965. Sie gehörten zu einer jener damals so genannten Bioprospekt-Expeditionen in die entlegensten Gegenden, bei denen der Natur medizinische Geheimnisse abgerungen werden sollten. Die Wissenschaftler entschieden sich für die östlichste der polynesischen Inseln, die als Osterinsel bekannt ist und damals Heimat von 949 Einwohnern war.

Im Rahmen des Forschungsprojektes METEI, das für die Bezeichnung Medical Expedition to Easter Island steht, sammelten die Wissenschaftler Pflanzen und Erdproben.

Bei späteren Analysen daheim entdeckten sie im Erdreich ein bisher nicht bekanntes einzelliges Lebewesen aus der immensen Gruppe der Erdbakterien. Es handelte sich um ein natürliches Antibiotikum und Antifungikum mit besonders starken Hemmwirkungen gegen Pilze und andere Lebewesen.

Nach dem einheimischen Namen Rapa Nui für die Osterinsel bezeichneten die kanadischen Wissenschaftler diese gegen störende Lebewesen agierende giftige Substanz als Rapamycin.

Über das geniale Prinzip der grünen Apotheke der Natur war damals schon das Wesentliche bekannt: Jede Pflanze muss ihre natürliche Umgebung analysieren und auf bestimmte Kenntnisse reagieren, vor allem auf Gefahren. Zu ihren wirksamsten Verteidigern zählen Erdbakterien. Das sind winzigste Mikroorganismen, etwa ein Tausendstel eines Millimeters lang. Eine Myriade von verschiedenen Biostoffen – Gene, Eiweiße, Fette, Elektronenteilchen, andere Moleküle – vereinigt sich in zahllosen chemischen Prozessen, um beispielsweise Bakterien mit bestimmten Wirkungen zu erzeugen.

Häufig bilden sie eine intelligente Partnerschaft mit Pflanzen. Ein Teelöffel bioaktives Erdreich enthält in aller Regel zwischen 100 Millionen und einer Milliarde Bakterien. In ihren Ausscheidungen sondern die winzigen Lebewesen Substanzen mit sehr raffinierten Eigenschaften ab. Die meisten Erdbakterien vegetieren für diesen Zweck in unmittelbarer Nähe von Wurzeln. Sie zerlegen deren Säfte und weitere organische Bestandteilen. Auf diese Weise neutralisieren sie im Erdreich Pestizide oder bauen sie ab, speichern Nährstoffe oder unterstützen den Wassertransport in die Pflanze. Dabei ändern sie sogar die Beschaffenheit des Bodens auf eine Weise, dass das Erdreich bestimmte Pflanzengattungen, zum Beispiel die eigene, gegenüber anderen bevorzugt. Auf diese Weise werden sogar andere oder fremde Gewächse auf Distanz gehalten, die mit den Wirtspflanzen um Licht und Nährstoffe wetteifern würden.

Mit einem derart versuchten Erdreich können sie die Pflanze in ihrer Nähe vor fremden Erregern und Angreifern schützen, und viele schaffen sogar das Betäuben oder Töten solcher Feinde.

Pflanzen der Osterinsel häufen in ihrem Erdreich große Mengen von Rapamycin an.

Die Abwehr von Fressfeinden hat für jede Pflanze höchste Priorität. Die Erdbakterien der Gattung Rapamycin schaffen auch das. Ihre natürlichen Giftstoffe erreichen auf den Signalketten in den Zellen von angegriffenen

Parasiten offensichtlich die zentralen Andockstellen für die Steuerung von Bioprozessen. Die Attacke funktioniert beispielsweise, indem der spezielle Befehlsweg für die Nährstoffversorgung unterbrochen wird.

Bakterien mit hemmenden Wirkungen sind von größtem Interesse für die Medizin. 1975 wurde entdeckt, dass Rapamycin immunologische Gegenreaktionen bei Transplantationen unterdrückt. Eine Attacke gegen das fremde Gewebe unterblieb. In den 1980er-Jahren stieß man sogar auf Anti-Krebs-Potenziale von Rapamycin, ohne den Mechanismus zu verstehen.

Schließlich gelang in den 1990er Jahren der Wissenschaft ein erregender Fortschritt. Sie identifizierte auch an den Zellen des menschlichen Organismus passende Andockpunkte für die giftigen Moleküle des Rapamycin. Naheliegender Weise bezeichneten die Forscher diese Schaltstellen als mechanistischer Angriffspunkt von Rapamycin, auf Englisch mechanistic Target of Rapamycin, abgekürzt mTOR.

Generell passen pflanzliche Moleküle, die wir verzehren, im menschlichen Körper auf Rezeptoren zum Empfang von Informationen für unsere Zellen. Diese Netzwerke regeln über Signalwege alle biologischen Aktivitäten.

Bei mTOR handelt es sich um einen Eiweißkomplex aus mehreren Tausend Aminosäuren. Durch das Andocken fremder Substanzen an diesem Eiweiß werden Funktionen innerhalb der jeweiligen Zelle stimuliert. Sie werden eingeschaltet oder ausgeschaltet.

Im weiteren Verlauf wurde gesichert begriffen, dass diese mTOR-Schalter sogar das zentrale Kontrollelement für das Schicksal einer Zelle bilden. Sie regulieren essenzielle Prozesse und reagieren dabei sowohl auf positive wie auf negative Faktoren. Im Wesentlichen geht es um Energie für Stoffwechselaktivitäten, um Nahrung, um Sauerstoff und um die Stresslage für die betreffende Zelle. Als Ergebnis dieser Informationen werden über mTOR Aktivitäten hauptsächlich in zwei Richtungen gesteuert: entweder die Förderung von Fortpflanzung und Teilung einer Zelle oder ihr natürlicher Selbstmord.

Unter günstigen Bedingungen sind diese mTOR-Eiweißkonzentrationen in erster Linie für die Zellteilung und für die Neubildung von Blutgefäßen verantwortlich.

Das klingt prinzipiell positiv.

Unter bestimmten Umständen bedeutet Vermehrung jedoch Risiken. Das wird am Allerdeutlichsten bei einer Krebserkrankung. Auch Abstoßungsprozesse nach einer Organverpflanzung werden gefährlich durch unerwünschte Zellgewebe. In beiden Fällen gerät die Zahl der Zellen aus dem Gleichgewicht.

Da erweist es sich als genial, dass an

denselben Schaltpunkten Funktionen im Inneren einer Zelle Funktionen auch gestoppt werden können. Als extrem wichtige hemmende Substanz wurde schließlich Rapamycin identifiziert.

Die neuen Erkenntnisse helfen, das Stoffwechselgeschehen insgesamt generell besser zu verstehen. Genau an solchen Andockstellen hinterlassen vermutlich auch körpereigene Substanzen mit Vermehrungsimpulsen Signale für Zellwachstum. Zum Beispiel das Hormon Insulin aus der Bauchspeicheldrüse. Es stellt die Weichen auf Aufbau käme.

Tatsächlich ist ein chronisch erhöhter Insulinspiegel Faktor verschiedener Zivilisationskrankheiten, in denen Wachstum negative Folgen haben kann, nicht nur bei Diabetes, sondern auch in Bezug auf Demenz und Krebs.

Wenn nach einer Nahrungsaufnahme die Spiegel von Insulin und Blutzucker steigen, ist die Stimulierung über mTOR-Zielpunkte kaum zu bremsen. Daraus schließt man, dass umgekehrt eine mTOR-Hemmung ein therapeutisches Mittel gegen Fettsucht sein kann.

Ein permanent hoher Insulinspiegel durch reichlichen Verzehr von Kohlenhydraten ist auch kontraproduktiv, weil eine hohe Nahrungsversorgung die Zelle von der Notwendigkeit entbindet, von den eigenen Abfallsubstanzen zu leben, was einer genialen Reparatur gleicht.

Neueste Studien verbinden eine Reihe von chronischen Krankheiten mit einer entgleisten Wachstumskontrolle über die mTOR-Schalter. Dazu zählen neben Krebs Diabetes, Fettsucht, Herz-Kreislauf-Krankheiten und neurologische Erkrankungen.

Zahlreiche Krebsarten weisen einerseits eine Störung der mTOR-Regulierung auf und sind andrerseits deshalb gegenüber Hemmstoffen wie Rapamycin besonders empfindlich.

Die Erfolgsaussichten einer Beeinflussung des mTOR-Systems hängen von vielen Faktoren ab.

Bereits kurzfristige, begrenzte Hungerphasen wie ein Verzicht auf das Abendessen sind hilfreich.

Bekannt ist die so genannte Kalorienrestriktion. Bei ihr wird generell deutlich weniger oder bis zu 14 Stunden lang gar nichts gegessen. Als Folge verstärken sich vor allem Prozesse, die in erster Linie mit dem Schutz und mit dem Überleben der Zelle unter schwierigsten Bedingungen zu tun haben. Jetzt unwichtigere andere Funktionen werden gebremst. Dadurch können der Verbrauch an Energie auf das Wesentliche konzentriert oder Reparaturmechanismen verstärkt werden. Der Körper begreift, dass er Abfälle für eine neue Verwendung zu recyceln hat.

Für diese günstigen Absichten wird in der Zelle die Produktion von bestimmten Enzymen, den Sirtuinen, angekurbelt. Im Laborversuch konnte mit diesen chemisch wirkenden Substanzen durch die Nahrungseinschränkung an lebenden Zellen oder an kurzlebigen Organismen die Lebenszeit um bis die Hälfte verlängert werden.

In jedem Augenblick entstehen in unserem Körper Millionen neuer Zellen. Immer wieder werden Vorschädigungen mitkopiert. Das ist während einer stundenlangen Nahrungspause besser. Denn es bilden sich vermehrt Sirtuine. Sie reparieren Erbinformationen.

Ohne diese Korrektur kommt es kontinuierlich zu häufenden zu Defekten, die mit zunehmendem Alter mit Altersprozessen und der Entstehung von Krankheiten in Verbindung gebracht werden.

Das Beste: Als in unserem Körper leicht verträgliche Auslöser am mTOR-Schalter mit hemmenden Wirkungen eignen sich auch bestimmte essbare pflanzliche Substanzen. Auch sie haben Eigenschaften, die in der Natur für Fressfeinde und andere Bedrohungen giftig oder auf andere Weise schädlich sind. Für uns ist ihr Impuls gerade wirksam genug, um in einer betroffenen Zelle quasi einen Schalter auf Reparatur oder Heilung zu stellen.

Am besten bekannt ist das Resveratrol, die Hauptsubstanz der so genannten Rotweinmedizin.

Resveratrol ist ein Antifungikum in der Schale und in den Kernen der Weintraube. Auf der feuchten Haut dieser Fruchtstände bekämpfen sie Pilze und Bakterien, die eigene mTOR-Rezeptoren besitzen. Hier platziert das Resveratrol seinen Angriff auf die Parasiten.

In unseren Zellen steigt nach Verzehr von Resveratrol oder nach dem kontrollierten Genuss von Rotwein die Produktion von Langlebigkeits-Sirtuinen an.

Auch ein pflanzliches Gift namens Galegin aus der Heilpflanze Geißraute übt an den mTOR-Andockstellen hemmende Effekte aus. Es wurde in den vergangenen Jahren zur Grundsubstanz für das Diabetesmedikament Metformin. Während Galegin Prozesse des Zuckerstoffwechsels steuert, zeigen sich auch günstige Wirkungen gegen zahlreiche weitere Erkrankungen, zum Beispiel bei Herzerkrankung, Krebs und Demenz.

Wirkungen durch Signale von außen bestehen in allen Körperzellen. Im weiteren Verlauf zeigte sich jedoch ein Effekt, der für die Medizin sogar von allergrößter Bedeutung ist: Die Anwesenheit des Erdbakteriums von der Osterinsel mit seinen hemmenden, giftigen Eigenschaften oder Effekte ähnlicher mTOR-Hemmer bremsen in einem Organismus gerade die aktivsten Zellen! Es sind die Fresszellen des Immunsystems und eine bestimmte

Gruppe von Krebszellen. Sie alle verfügen über sehr zahlreiche mTOR-Eiweiße. Und diese Zellen sind besonders aggressiv – das bedeutet auch ein großes Abschwächungspotenzial. Sobald beispielsweise einem Krebsgeschehen die Möglichkeit genommen wird, eigene Blutgefäße zu bilden, wird dessen Gewebe nicht mehr ausreichend durchblutet und es stirbt ab. Übrigens weist das Gewebe der weiblichen Brust zahlreiche mTOR-Wachstumsregler auf, und zwar Brustkrebszellen sogar besonders viele.

Die Herzmedizin hat inzwischen ebenfalls Rapamaycin und vergleichbare Substanzen, die Rapaloge genannt werden, entdeckt. Eine Gefäßstütze, als Stent bekannt, wird vor dem Einsetzen mit Bakterienmolekülen von Rapamycin beschichtet. Das hat zur Folge, dass Gewebsneubildung dieses Implantat nicht verschließt. Erfolge deuten sich auch in der Alzheimer-Vermeidung an.

Aber dieses Spiel mit dem Immunsystem ist eine Gratwanderung. Die günstige Konditionierung durch belastende Reize kippt bei schließlich übermächtig werdenden Angriffen urplötzlich ins Gegenteil. Was gerade noch positiv wirkte, ist jetzt extrem schädigend bis zerstörend. Zellen, in denen sich das abspielt, verlieren unter Umständen völlig ihre Funktionen oder sterben ab.

In diesem Sinne werden in der fortschrittlichen Medizin heute hochdosierte Multivitamingaben eher als kontra-produktiv gesehen. In den 1990er-Jahren wurden sie gegen den oxidativen Stress proklamiert. Viele der klassischen 14 Vitamine sind tatsächlich potente Fänger freier Sauerstoffradikale. Werden sie jedoch gedankenlos in großer Dosis geschluckt, werden unsere eigenen Abwehrsysteme durch sie stark entlastet und sie fahren die eigenen Leistungen zurück. Das ist auf lange Sicht nicht erwünscht.

Ein an mTOR-Rezeptoren eingeleiteter Überlebensmechanismus in bestimmten Notsituationen ist die verstärkte Autophagie. Das ist eine Art Selbstreinigung der Zellen. Zellen haben grundsätzlich die Fähigkeit, alte Bestandteile von Eiweißen, Fetten und anderen organischen Substanzen zu zerlegen und zum Aufbau neuer Bausteine zu nutzen. Dieses Recyceln hemmt durch einen Gegenprozess Krankheiten, die in aller Regel die Zerstörung und einen Verlust von Gewebe bewirken. Alzheimer und Multiple Sklerose zählen dazu.

Auf den Punkt gebracht: Noch stärker als bisher zielt die Anti-Aging-Medizin rechtzeitig und direkt auf die ursächlichen Faktoren von Alterungsveränderungen. Erstes Therapieziel ist die Verlängerung der Lebensspanne ohne Krankheit.

In kontrollierter geringer Dosierung können Gifte aus Pflanzen oder Bakterien in einer menschlichen Zelle durch Andocken an mTOR-Rezeptoren entlang der verschiedenen Signalwege in die biologische Organisation eingreifen. Milde Reize lenken den Fokus der Bioaktivitäten auf den Schutz der Zelle, auf die Reparatur von genetischen Erbinformationen oder auf andere Strategien des Überlebens. Gleichzeitig werden verzichtbare Prozesse gestoppt. Mitbeteiligt sind Sensoren für Nahrungsmangel, für Energiedefizite, für Schädigungen an der DNA einer Zelle, für Wachstum und für Hitze und Kälte.

Die erfolgreichen Feinsteuerungen sind mit besseren Reaktionen auf Stress jeder Art verbunden und addieren sich zu günstigen Effekten mit weniger Alterungseffekten und chronischen Erkrankungen.

48 Jahre – Schicksalsalter für Frauenknochen

Osteoporose und Knochenbrüche in späteren Jahren drohen besonders jenen Frauen, die ihre Menopause bereits vor Vollendung des 48. Lebensjahres erreichen. Das ergibt eine Langzeitstudie mit Einmaligkeitscharakter seit 1977.

Schwedische Wissenschaftler wählten zu Beginn 390 Frauen im Alter von 48 Jahren aus und untersuchten deren Knochendichte und weitere Kriterien für Knochengesundheit. Nach 34 Jahren waren noch 198 Frauen für die abschließenden Untersuchungen verfügbar. Unter Berücksichtigung weiterer Faktoren wie Alter, Gewicht, Rauchen oder Calciumaufnahme erkannten die Forscher: Frauen mit dem Eintritt in die Menopause vor dem 48. Geburtstag wiesen ein um 80 Prozent erhöhtes Osteoporoserisiko, ein um 68 Prozent erhöhtes Knochenbruchrisiko und ein deshalb vermutlich erhöhtes Sterberisiko auf. **(Quelle: Journal „BJOG")**.

Während andere Faktoren nicht ausgeschlossen werden können, werden die frühen hormonellen Veränderungen als Ursache angenommen.

Forscher bewerten die Studie als sehr aussagekräftig, wegen der ungewöhnlich langen Beobachtungszeit und wegen der homogenen Personengruppe, vergleichbare Frauen, gleiches Alter.

Unerklärliche Müdigkeit: Antwort gefunden?

Wissenschaftler der Universität Genf äußern den Verdacht, dass bei Frauen im gebärfähigen Alter ein nicht vermuteter und nicht entdeckter Eisenmangel Grund für unerklärliche Müdigkeit sein könnte.

Der gesunde Körper nimmt Eisen vor allem aus Nahrung tierischer Herkunft auf. Pflanzliche Kost erschwert die Aufnahme. Getränke wie Kaffee, Tee, Cola oder Rotwein hemmen sie sogar. Im Körper wird Eisen Teil des roten Blutfarbstoffes Hämoglobin. Diese Blutbestandteile transportieren Sauerstoff in die Gewebe und zu den Organen und sie helfen den Muskelzellen, Sauerstoff zu speichern. Zwar wird Eisen recycelt, doch über die Haut und den Harn geht ein bestimmter Anteil verloren. Das akute Eisenmangelsyndrom zeigt sich mit Symptomen wie Müdigkeit, Haarausfall, Blässe, Leistungsschwäche oder Magen-Darm-Störungen. Sie sollten dem Arzt berichtet werden.

Mediziner denken beim Symptom der Chronischen Fatigue jedoch eher an emotionalen Stress und auf Überlastung, vor allem, wenn der Hämoglobinwert des Blutes unauffällig ist. Einen genaueren Hinweis gibt der Ferritin-Wert. Neueste Diagnoseverfahren zeigen genau sogar die Eisenversorgung des Gehirngewebes.

Mehrere Dutzend Ärzte in europäischen Staaten meldeten Patientinnen, die wegen ständiger Müdigkeit in Behandlung waren, zu einer Studie an. Bei keiner Frau zeigte das Blutbild Hinweise auf eine Form von Blutarmut. 198 von ihnen erhielten, ohne irgendwelche Details zu wissen, zwölf Wochen lang entweder ein Eisenpräparat oder ein wirkungsloses Placebo. Die echte Gabe korrelierte mit einer Abnahme der Müdigkeitswerte um 48 Prozent.

Wie gut der Mensch Eisen resorbiert, ist von vielen Faktoren abhängig, etwa vom Alter, den Verhältnissen in den Verdauungsorganen, von der Menge und chemischen Form des aufgenommenen Eisens und von der Art der Nahrungsmittel. Industriell prozessierte Speisen können Inhaltsstoffe enthalten, die eine Eisenaufnahme erschweren. Mehrere Bevölkerungsgruppen gelten als gefährdet.

Die zunehmende seelische und körperliche Belastung durch einen modernen Lebensstil, die hohe Lebenserwartung sowie Stressoren wie Umweltgifte und Verkehrslärm lassen es ratsam erscheinen, die notwendige Versorgung des Körpers mit der ausreichenden Menge an Mikronährstoffen und Schutzsubstanzen zu sichern.

Auch das Frauenherz erlebt Wechseljahre

Wenn ein weiblicher Körper auf die hormonellen Veränderungen rund um die Wechseljahre mit starken Beschwerden wie Hitzewallungen und Nachtschweiß reagiert, ergeht es auch dem Herz-Kreislauf schlecht. Darauf weisen seit 1994 zahlreiche Studien hin, bei denen die Befindlichkeit und parallel ermittelte Daten miteinander verglichen werden.

Frauen im Alter zwischen 46 und 57 Jahren lieferten dabei häufig folgendes Erscheinungsbild: 38 Prozent berichteten von nächtlichen Schweißausbrüchen und 39 Prozent erlebten regelmäßig Hitzewallungen. Diese betroffenen Frauen hatten höhere Blutfettwerte, einen höheren Blutdruck und ein höheres Gewicht, dargestellt durch einen größeren Body Mass Index, BMI. Auch subjektiv empfundene Wahrnehmungen deuten auf vasomotorische Störungen wie Gefäßverengung hin.

Wissenschaftler der Universität Utrecht, Niederlande, schließen daraus: Wechseljahrbeschwerden gehen Hand in Hand mit einem weniger günstigen Risikoprofil des Herz-Kreislauf-Systems.

Präventionsmediziner verweisen auf

die Möglichkeit, den Abfall der Hormonproduktion durch pflanzliche Substanzen mit milden hormonähnlichen Effekten im weiblichen Körper auszugleichen. Dazu zählen beispielsweise Isoflavone aus der Gruppe der Phytoöstrogene. Sie sind wegen ihrer feinregulierenden Wirkungen auf das Hormonsystem bekannt. Darüber hinaus beeinflussen sie auch das Zellwachstum und die Umwandlung von Nahrung in Energie und andere Funktionen, wie etwa der Schutz vor schnellerem Knochenabbau. Soja, Rotklee und Katzenbart sind besonders reich an solchen Phytoöstrogenen. Weitere Substanzen wie ätherische Öle, Pflanzensäuren und Saponine haben ausschwemmende, entzündungshemmende und keimabtötende Potentiale.

Das Blut der Frau spiegelt wieder, wie lange sie sitzt

Immer öfter führen wissenschaftliche Studien zu dem Schluss, dass Sitzen ein Gesundheitsrisiko darstellt – vor allem, weil es das Gegenteil von körperlicher Ertüchtigung ist. Selten erscheint diese Gefahr jedoch so klar vor Augen wie in der ganz konkreten jüngsten Warnung: Eine sitzende Lebensweise begünstigt Diabetes besonders bei Frauen!

Ein Forscherteam der University of Leicester, Großbritannien, erhob bei 585 Männern und Frauen die innerhalb einer Woche sitzend verbrachten Stunden. Parallel dazu nahmen die Wissenschaftler Blutproben und bestimmten so genannte Marker für Diabetes und andere Stoffwechselstörungen. Ergebnis: Frauen mit der am längsten sitzend verbrachten Zeit hatten höhere Spiegel von Insulin und erhöhte Mengen von Leptin im Blut. Auch bestimmte Eiweiße mit Hinweis auf eine stille Entzündung, CRP und Interleukin-6, waren auffällig hoch. Es spielte keine große Rolle, ob diese Frauen sich in der restlichen Zeit ausreichend bewegten oder nicht.

Leptine sind chemische Moleküle, die von Fettgewebe im Bauch freigesetzt werden. Diese Zellen fungieren wie Drüsen, das macht sie so gefährlich.

Seit langem wird beobachtet, dass nicht nur die Ernährung, sondern der individuelle Lebensstil insgesamt über die Entwicklung von chronischen Krankheiten entscheidet. Von jetzt an muss auch „toxisches Sitzen" als Diabetes-Faktor eingestuft werden.

Bei Diabetes hat der Körper Mühe, Kraft aus Nahrung zu gewinnen. Zellen sterben ab, Glucose im Blut nimmt zu. Dadurch wird die Entstehung von Bluthochdruck und einer Fettstoffwechselstörung vorangetrieben. Ein Kreislauf, der als „Metabolisches Syndrom" zusammengefasst wird. Risiken von Durchblutungsstörungen, von Schlaganfall und Herzkranzgefäßerkrankungen nehmen dramatisch zu.

Gerade die Chronobiologie macht Fortschritte dabei, den Blutzuckerspiegel naturhaft optimal den Bedürfnissen anzupassen. Zum beispiel wird ein Extrakt aus der südostasiatischen Banabapflanze mit dem Wirkstoff Corosol-Säure mit Extrakten von Gymnema Sylvestre und der Bitter Melonen sowie einem Dutzend weiterer Phytostoffe und Enzyme tageszeitlich korrekt auf den Morgen und Abend verteilt. Diese Unterstützung wirkt sowohl vorbeugend, als auch korrigierend während einer Therapie.

Was Frauen gesund hält: Alkohol

Den konservativen Forschern der Harvard Medical School ist es fast peinlich, was Zahlen ihrer Studie über die Gesundheit von 13.894 Frauen klipp und klar aussagen. Die Frauen waren zu Beginn der Untersuchungen durchschnittlich 58 Jahre alt und wurden 16 Jahre lang medizinisch analysiert. Dabei standen die elf häufigsten chronischen Krankheiten, sowie kognitive und körperliche Einschränkungen im Blickpunkt.

Einer der ermittelten Aspekte war der Alkoholkonsum. Frauen, die sich täglich einen kleinen Schluck gönnten, hatten eine um 28 Prozent deutlich verbesserte Chance, gesund zu altern – im Gegensatz zu Abstinenzlern oder solchen, die nur bei bestimmten Gelegenheiten zum Glas greifen. Sofort beteuerten die Wissenschaftler, dass ihre Resultate keine Aufforderung zum Alkoholkonsum darstellten und dass körperliche Aktivitäten und ein gesundes Gewicht noch wichtigere Faktoren seien. Es geht vor allem darum, dem Körper die wichtigsten Traubensubstanzen Resveratrol, Quercetin, OPC und Katechine zuzuführen

Probiotika machen Mäuse sexy

Eine bisher nur intern veröffentlichte Studie am Massachusetts Institute of Technology, MIT, lässt die Zufuhr von gesunden probiotischen Mikroorganismen in völlig neuem Licht erscheinen. Männliche Mäuse, deren Magen-Darm-Gesundheit auf diese Weise verbessert wurde, entwickelten sich zu offensichtlich selbstbewussten Sexprotzen. Sie befruchteten ihre Partnerinnen häufiger und produzierten mehr Nachkommen als Kontrollmäuse mit nur Fast Food-Nahrung. Sie trugen ihre um fünf bis 15 Prozent größere Hoden förmlich zur Schau und zeigten ihren Stolz über ein glänzenderes Fell. Weibliche mit probiotischem Joghurt gefütterte Mäuse stillten ihre größeren Nachkommen länger und effektiver.

Gefragt, ob solche Erkenntnisse auf Menschen übertragen werden könnten, antwortete die Studien-Teilhaberin und Krebsforscherin Susan

Erdmann vom MIT:

„Es gibt bestimmt Zusammenhänge mit Menschen. Harvard-Wissenschaftler berichteten konkret von besserer Samenqualität bei Männern nach Joghurtgenuss."

Die Studie mit 40 männlichen und 40 weiblichen Mäusen hatte das ursprüngliche Ziel, eine mögliche Rolle von Probiotika bei der Verhütung von Krebs zu untersuchen. Dafür erhielten die Tiere abwechselnd ein Futter, das stark fetthaltig, nährstoffarm oder normal war, beziehungsweise nur wenig Ballaststoffe aufwies, und anschließend zur Kontrolle das gleiche Futter sowie reichlich mit gesunden Bakterien angereichertem Vanillejoghurt. Dabei kam es unerwartet zu den Beobachtungen in Bezug auf das Sexualverhalten der Tiere.

Bereits im Altertum des Mittleren und Nahen Ostens verschrieben Ärzte saure Milch zur Appetitanregung, aber auch gegen Verdauungsstörungen, gegen Probleme der Leber und gegen Tuberkulose. Die von ihnen verordneten Keime heißen heute Lactobacillus Acidophilus und zählen zu den Stars unserer Probiotika. Gesund-Bakterien verbessern das Nahrungsaufbereitungs-Ökosystem, das bei Millionen Menschen verhängnisvoll gestört. Ihre metabolischen Aktivitäten helfen nicht nur bei der Vorverdauung, sondern erzielen auch eine deutliche Verbesserung der Bioverfügbarkeit von Mineralstoffen und anderen Bestandteilen. Gesundes Essen wird gesünder, Vitalstoffe werden effektiver.

Für Menschen gibt es eine dynamischere Verabreichung von Mikroorganismen als aus einem Joghurtbecher. Durch Gefriertrocknung oder spezielle Einkapselung können Probiotika heute so geschützt werden, dass sie bei Einnahme die auf sie einwirkenden Säureattacken bei der Passage durch den Magen überstehen und gezielt im Darm lebendig werden. Für eine wirksame Menge werden täglich zwanzig Milliarden der bewährtesten Mikroorganismen zugeführt. In einer besonders intelligenten wissenschaftlich konzipierten Bakterienmischung wird sowohl mit probiotischen Mikroorganismen als auch ergänzend mit präbiotischen Substanzen bei etwa einem Dutzend Störungen tageszeitlich korrekt eine natürliche Darmflora-Verbesserung erzielt. Interessant sind dabei erste Ergebnisse bezüglich der vaginalen Bakterienbesiedlung: Trotz der oralen Einnahme scheint diese Form der Ergänzung die Besiedlung von gesunden Milchsäurebakterien in der Vagina zu fördern.

Schlechter Schlaf bedroht Herz und Gehirn

Wenn Schlafstörungen wiederholt sekundenlang die nächtliche Atmung beeinträchtigen, sind viermal häufiger Personen betroffen, bei denen vermehrt besonders gefährliche Ablagerungen in den Gefäßen festgestellt werden. Dabei handelt es sich um weiche Plaques. Sie bilden sich aus Fettsäuren und Cholesterin. Sie sind bedrohlicher als harte Verkalkungen, da sie aufbrechen und wie ein Blutgerinnsel Adern zum Herzen oder zum Gehirn blockieren können. Jetzt wird wegen dieser Entdeckung neuerdings ein ursächlicher Zusammenhang zwischen schlechtem Schlaf und dem Fortschreiten einer Arteriosklerose vermutet.

Auch mehr Verengungen der Arterien und ähnliche Komplikationen werden als Folge derartiger Schlafstörungen festgestellt.

Bei älteren Menschen reicht die nächtliche Freisetzung des im Körper gebildeten Schlafhormons Melatonin oft nicht mehr aus, um den Organismus wirksam auf nächtlichen Reparaturmodus zu schalten. Die daraus resultierende Störung der organischen Chronobiologie hat weitreichende Konsequenzen auf die Organe. Erst kürzlich vermuteten italienische Forscher, dass die Entwicklung von Diabetes auch auf Melatoninmangel zurückgehen kann, weil der 24-Stunden-Arbeitsrhythmus der Leber außer Takt gerät.

Melatonin fungiert in allen Lebewesen als das Mutterhormon der inneren Uhren und kann als Reinsubstanz substituiert werden. Die Wirkung solcher Produkte flacht nach einer Einnahme jedoch innerhalb einer Stunde rasch ab.

Magnesium: Gefährlicher Mangel

Zunehmende Bewusstseinsbildung macht immer mehr Menschen klar, dass viele mit einem ausgeprägten Magnesium-Mangel leben. In Umfragen wird nur noch das Mineral Calcium als wichtiger eingeschätzt. Die meisten Verbraucher sehen Magnesium jedoch weiterhin bestenfalls als totes Mineral, das Krämpfe und Zerrungen von Muskeln lindert und Bestandteil der Knochensubstanz ist. Das wird sich ändern. Experten sagen nämlich voraus, dass noch in diesem Jahr das chemische Element, das nach der griechischen Halbinsel Magnesia benannt wurde, in den Medien bald die Rolle einnehmen wird, die Omega3-Fettsäuren zur Zeit spielen.

Magnesium ist bei Tag und bei Nacht als Spurenelement essenziell für rund 300 biologische Prozesse, die vergessen lassen, wie wichtig es für den Bewegungsapparat ist. Magnesium unterstützt die Nervenfunktionen, stabilisiert den Herzrhythmus, kräftigt das Immunsystem, normalisiert den Blutdruck und greift in den Zuckerstoffwechsel ein.

Und bei all diesen Vorgängen haben 70 bis 80 Prozent der Menschen durch einen Magnesiummangel möglicherweise ein Defizit. Frauen, die aus Rücksicht auf die Figur wenig Getreideprodukte essen, sind besonders gefährdet.

Durch modernste Forschung ist bekannt, dass für Magnesium wie für fast alle Mineralstoffe der Zeitpunkt der Einnahme von ausschlaggebender Bedeutung ist. Erkenntnisse aus der Chronobiologie schreiben zwingend den Abend vor – mindestens acht Stunden von Calcium getrennt, sollte es ebenfalls eingenommen werden. Denn Magnesium ist einer der wichtigsten Faktoren beim nächtlichen Aufbau-Hoch bestimmter Neurotransmitter, der Botenstoffe des Gehirns.

Brustkrebs & Vitamin D: Überraschende Entdeckung

Einer Fachzeitschrift mit dem Schwerpunkt Krebsursachen, Titel: „Cancer Causes and Control", ist besondere Aufmerksamkeit sicher, wenn sie eine neue These vertritt. Das ereignete sich jetzt in Bezug auf die letzten drei Monate vor einer Diagnose von Brustkrebs. Es ist die Zeitspanne, in der vermutlich der entscheidende Entwicklungssprung dieser Krankheit passiert. Möglicherweise ist ein niedriger Vitamin D-Spiegel ein ernster Hinweis darauf, dass das Risiko einer unmittelbar bevorstehenden Brustkrebserkrankung sehr hoch ist.

Wissenschaftler der San Diego School of Medicine, einer Abteilung der University of California, sortierten aus neun Millionen tiefgefrorenen Laborsubstanzen 600 Blutproben aus, die Frauen in den 90 Tagen vor ihrer Brustkrebs-Diagnose abgenommen wurden. Ihnen wurden 600 andere ohne diesen Befund gegenübergestellt. Nach der Untersuchung kamen die Forscher unter Professor Cedric Garland zu dem Schluss: Ein zu diesem Zeitpunkt niedriges Vitamin-D-Vorkommen im Blut ist gleich bedeutend mit einem auf das Dreifache erhöhten Brustkrebsrisiko – verglichen mit einer optimalen Sonnenvitamin-Versorgung.

Die Studie lässt vermuten, dass es einen bestimmten Zeitraum für eine letzte Prävention des Ausbruchs dieser Erkrankung gibt, nämlich wenn der wachsende Tumor verstärkt die Bildung neuer Blutgefäße vorantreibt.

Bereits 2011 hat die gleiche Forschergruppe die Vermutung geäußert, dass ein angemessener Wert von 25-Hydroxyvitamin D oder 25(OH)D bei Frauen vor der Menopause das statistische Risiko einer Brustkrebserkrankung halbiert.

Auch die Deutsche Zeitschrift für Onkologie wies bereits darauf hin, dass etwa 60 Prozent der Bevölkerung einen Vitamin-D-Mangel aufweisen und so ihr Krebsrisiko erhöhen, weil das Sonnenvitamin die Bildung neuer Blutgefäße kontrolliert und die Selbsttötung von Krebszellen einleitet. Dass die letzten drei Monate vor einer solchen Diagnose möglicherweise besonders entscheidend sind, unterstreicht die Richtigkeit dieser Annahmen.

Vitamin D wird durch Fette im Körper transportiert, weshalb es bei fettarmer Ernährung zu einem Mangel kommen kann ebenso wie bei Sonnenvermeidung aus Angst vor Hautkrebs oder beim massiven Einsatz von chemischem Lichtschutz auf der Haut.

Mit Mineralien angereicherte Vitaminpräparate zur Ergänzung einer Ernährung enthalten die fettlöslichen Vitamine A, D, E und K aus verschiedenen Gründen konzentriert am sinnvollsten in der Morgenkapsel.

Menopause bringt Schwangerschaftsleiden zurück

Frauen mit gravierenden Menopausebeschwerden werden womöglich von ihrer Vergangenheit eingeholt – nämlich, wenn es in ihrer ersten Schwangerschaft Bluthochdruckprobleme und daraus resultierende Belastungen gegeben hat.

Ein solcher Zusammenhang wurde erstmals in der Fachzeitschrift „Menopause: The Journal of The North American Menopause Society" der medizinischen Wissenschaft berichtet.

Vermutet wird ein bleibender Schaden an jenen Nervenfasern, die Gefäße verengen oder erweitern, den so genannten Vasomotoren. In einer untersuchten Gruppe von 853 Frauen fanden Ärzte der Isala Klinieken in Zwolle, Niederlande, heraus, dass bestimmte Wechseljahrbeschwerden offensichtlich ihre Wurzeln in Vorgängen mehrere Jahrzehnte früher haben. Das Nachlassen der eig

enen Hormonproduktion wird in der Menopause häufig von Symptomen wie Hitzewallungen, Reizbarkeit, Stimmungsschwankungen, Schlafstörungen und Schwitzen begleitet, die sich negativ auf das allgemeine Wohlempfinden auswirken. Bei damals Betroffenen treten sie heute doppelt so häufig auf.

Bis zu 80 Prozent der Erstgebärenden erleben in der Schwangerschaft extremes Zusammenziehen oder Einschnüren von Gefäßen, die zu heftigen Belastungen führen. Die Symptome sind als Präeklampsie zusammengefasst: Kopfschmerzen, Magendruck, Brechreiz, Flimmern vor den Augen. Die mit Bluthochdruck verbundenen Prozesse beschädigen die Innenauskleidung der Gefäße. Die Schäden konzentrieren sich häufig auf ein Nervengeflecht im Rückenmarksbereich zwischen dem achten Brustwirbel und dritten Lendenwirbel. Sein Name, Sympathikus, wörtlich: Mitleider, Mitempfinden, trifft zu, denn in ihm summieren sich Nerven der Schmerzempfindung in den inneren Organen. Seine Erregung führt zu Blutdruckanstieg, Herzrasen, Verdauungsproblemen. Später bleibt eine hohe Sensibilität in dieser Region, die in den Wechseljahren wieder stark aktiviert wird.

Wenn die Medizin die Menopause diktiert

Wie wichtig ein möglichst natürlich verlaufender Übergang in die Phase der Unfruchtbarkeit im Leben der Frau ist, zeigen bisher unbekannte Begleiterscheinungen, wenn die Menopause durch eine Operation vorgezogen wird.

Frauen mit chirurgisch eingeleiteten Wechseljahren erlebten einen unerwarteten Abfall von kognitiven Fähigkeiten in Bezug auf Aufmerksamkeit, Wahrnehmung, Verstehen und Urteilsvermögen. Auch das Gedächtnis und die Wortwahl ließen zu wünschen übrig. Wissenschaftler betonten bei der Präsentation ihrer Untersuchungen vor einem Forum der American Academy of Neurology in San Diego, Kalifornien, dass die Auswirkungen stärker deutlich wurden, je jünger die betroffenen Frauen waren.

Frühere Studien an Tieren ließen bereits vermuten, dass sich der Mangel an Östrogenen auf diese Weise auswirken kann.

Die kognitiven Leistungen wurden an 1.837 Frauen im Alter von 52 und darüber gemessen, mehrere Jahre nachdem ihnen die Gebärmutter und Eierstöcke entfernt worden war. Diese sehr häufige gynäkologische Operation ist oft nicht zwingend. Bei einem Drittel umfasste der Eingriff auch die Eierstöcke, was rein vorsorglich zur Krebsprävention geschah. Im Rahmen der Erhebung wurden danach die Frauen regelmäßig in kognitiver Hinsicht getestet. Bei Frauen, die während der Studie zufällig verstarben, war auch eine Obduktion des Gehirnes vorgesehen. Diese Untersuchung der Gehirne deckte eine Zunahme an so genannten Plaques, speziellen Eiweißablagerungen im Gehirngewebe, auf.

Die Erkenntnisse veranlassten kürzlich auch die deutsche „Ärztezeitung" zu der Frage: „Beschleunigt die chirurgische Menopause den kognitiven Abbau im Alter?", die sie selbst beantwortete: Die vorzeitigen Wechseljahre haben Spätfolgen für das Gehirn, die offensichtlich bisher unterschätzt wurden.

Hinweise auf leicht erkennbare neurologische Veränderungen gab es genug. Das Nachlassen der eigenen Hormonproduktion wird in den Wechseljahren nicht nur häufig von Symptomen wie Hitzewallungen und Schwitzen, sondern auch von Reizbarkeit, Stimmungsschwankungen und Schlafstörungen begleitet.

Pflanzlicher Krebsschutz für Frauenhormone

Das Wort Xenobiotika haben die meisten noch nie gehört, dabei bezeichnet es lebensrettende Moleküle im menschlichen Körper. Sie unterstützen den Organismus bei jenen chemischen Reaktionen, mit denen nicht erwünschte oder abgestorbene Stoffe neutralisiert oder entfernt werden. Meistens handelt es sich bei diesen feindseligen Substanzen um Gifte, Medikamentensubstanzen oder andere Chemikalien. Das können aber auch eigene Stoffe sein, die im Stoffwechsel ihre wichtigen Aufgaben erfüllt haben und danach ausgeschieden werden müssen – sogar Hormone.

Besonders dringend ist das in Bezug auf die Kontrolle von Östrogenen in der Lebensphase nach der Fruchtbarkeit, ehe sie im weiblichen Körper eine andere Art von Zellvermehrung fördern, die womöglich bösartig endet. Hohe Spiegel dieses Hormons sind als Risikofaktoren für Brustkrebs bekannt und stören generell die Balance der Botenstoffe.

Damit diese Hormonmoleküle zügig und leicht durch die Blutgefäße ausgeschwemmt werden können, müssen sie in so genannte Metaboliten umgewandelt werden, und zwar in möglichst harmlose, die nicht mehr stark aktiv wirken können. Seit langem ist bekannt, dass pflanzliche Polyphenole in der Sojapflanze und im Grünen Tee gerade die weiblichen Sexualhormone effektiv in eine unschädliche Variante umarbeiten können, ein Umstand, der erklärt, warum Brustkrebs bei asiatischen Frauen wesentlich seltener auftritt.

Hier kommen die Xenobiotika und ihr spezieller Beitrag zum Stoffwechsel ins Spiel.

Die entscheidende Wächterrolle spielt die Trennwand der jeweilige Zelle, an der bestimmt wird, ob ein Stoff mit Hilfe von Transporteiweißen eindringen darf oder nicht. Diese Membrane gelten als die wichtigste Abwehreinheit gegen Krebs, auch in Bezug auf jene übereifrigen körpereigenen Hormone.

Als besonders reiche Quelle für Polyphenole mit gewünschter xenobiotischer Wirkung auf Östrogene wurde jetzt konkret Grüner Tee bestätigt, wie aus einer Mitteilung des US National Cancer Institute in Maryland, U.S.A., hervorgeht. Etwa 200 Frauen unmittelbar vor und nach der Menopause wurden in Bezug auf ihren täglichen Tee-Konsum befragt, während ermittelt wurde, wie hoch der Anteil noch aktiver Hormonbestandteile in ihrem Blut oder Urin war. Es zeigte sich, dass eine höhere Zufuhr von Grüner Tee-Polyphenolen die Hormone rechtzeitig umbaute und auf diese Weise das höhere Krebsrisiko nach der Menopause reduzierte.

Für Risikogruppen ist interessant, dass Substanzen aus etwa zwanzig unterschiedlichen Pflanzengruppen offiziell als krebsschützend eingestuft werden. Zu den aktivsten Phytochemikalien in diesen anti-kanzerogenen

Prozessen zählen neben dem Grünen Tee Carotinoide, Brokkoli-Inhaltsstoffe, Schwefelverbindungen, Extrakte aus Ingwer und aus den meisten Kohlarten, Curcumin und der Chiliwirkstoff Capsaicin.

Soja für die Wechseljahre des Gehirns

Die grauen Zellen der Frau besitzen wahre Freunde in Gestalt der Flavonoide. Ihren Namen, abgeleitet vom Lateinischen flavus für gelb, tragen sie zu Unrecht. Denn es gibt sie auch in blauen Trauben, in grünem Tee oder in dunklem Kakao. Im Stoffwechsel vieler Pflanzen sind sie unentbehrlich. Im menschlichen Organismus zeigen sie gefäßschützende, antivirale, entzündungshemmende oder antioxidative Effekte. Von ihnen scheint besonders das Gehirn nach den Hormonveränderungen der Menopause zu profitieren. Sowohl in Bezug auf kognitive Fähigkeiten, als auch die Stimmung betreffend.

Die Altersgruppe der Frauen in den Wechseljahren mit niedrigerem Östrogenspiegel steht immer wieder im Mittelpunkt wichtiger Studien. So bestätigten jüngst zwei neue Ergebnisse: Soja-Isoflavone, eine Untergruppe der Flavonoide, bremsen den altersabhängigen Gehirnabbau, am besten tageszeitlich korrekt rund um die Uhr mit einem Mix von Isoflavonen, angereichert unter anderem durch das gehirnfreundliche Magnesium.

Sex wird besser durch Sport

Fachärzte für Sportmedizin und Prävention sprechen es klar aus: Regelmäßiges körperliches Training im Umfang von 30 Minuten täglich kann Potenzstörungen des Mannes deutlich reduzieren, und zwar um bis zu 40 Prozent. Denn diese Beeinträchtigung hängt fast immer mit Bewegungsmangel, Übergewicht, Rauchen und zu hohen Blutfettwerten zusammen. Ein zusätzlicher Energieaufwand von 200 Kalorien durch körperliche Bewegung verbessert alle diese Parameter gleichzeitig. Sportliche Betätigung baut die altersbedingte Funktionsschwächung der Blutgefäße ab, verbessert die Durchblutung – auch der Sexualorgane – und fördert die Produktion der Sexualhormone, und dies sowohl bei Frauen als auch bei Männern. Während medienwirksam immer wieder Sex-Diäten mit fraglichen Erfolgen empfohlen werden, führt Bewegung zu eindeutig messbaren guten Ergebnissen. Übrigens: Das gewünschte Resultat, eben Sex, wird als noch günstiger für den Organismus eingeschätzt als der Sport selbst.

Die Anti-Aging-Medizin setzt seit fünf Jahren auf der Basis wissenschaftlicher Erkenntnisse ausgewählte pflanzliche Substanzen der Volksmedizin ein, um Energie und Lust im Alter natürlich zu unterstützen. Gezielt auf die Bedürfnisse der Frau, beziehungsweise auf den Mann abgestimmte Wirkstoffkombinationen in neuartigen pflanzlichen Lustpillen, ergänzen hochwertige Extrakte des Maja-Aphrodisiakums Maca mit rund einem Dutzend Mineralstoffen, Aminosäuren, Vitaminen und funktionellen Substanzen.

Gesund durch Fisch – leider nicht garantiert

Einige Überraschungen enthüllte eine Studie an 84.493 Frauen nach der Menopause, „US Women's Health Initiative Observational Study", Juni 2011: Damit von einem Fischgericht wegen des Omega3-Gehalts eine besondere Gesundheitswirkung ausgeht, sollte aus speziellen Gattungen, etwa Lachs, Makrele und Blaubarsch, gewählt werden. Thunfisch oder Dorsch führten zu schlechteren Ergebnissen. Auch die Zubereitung spielt eine Rolle.

Frauen in dieser Lebensphase sind besonders auf eine ausreichende Versorgung mit den Omega 3-Fettsäuren angewiesen. Sie haben jetzt mit erhöhter stiller Entzündung, mit oxidativem Stress, mit Bluthochdruck und bestimmten Risiken für das Gefäßsystem zu kämpfen. Nach vier, fünf Lebensjahrzehnten praktisch ohne derartige Risiken lassen hormonale Veränderungen die Sterblichkeit durch Herz-Kreislauf-Vorgänge signifikant ansteigen.

Einige Kandidatinnen aßen bis zu fünfmal wöchentlich in Fett schwimmend – wie Pommes frites – ausgebackenen Fisch. Diese Zubereitungsart machte sämtliche Vorteile der erhöhten Omega 3-Fettsäure-Zufuhr mehr als zunichte. Das Risiko scheint sogar höher als bei Null Fischverzehr.

Deutliche Risikoreduzierung brachten andrerseits sowohl das Garen, zum Beispiel in Folie, im Backofen, als auch der Verzehr von gedünstetem Fisch. Wissenschaftler bezifferten diese Risikominimierung mit 30 Prozent.

Powerstoff für das Frauenherz entdeckt

Beim Siegeszug eines Nervenbotenstoffes mit dem vielversprechenden Namen Taurin, von Lateinisch taurus, Stier, ist ein Ende nicht abzusehen. Der in einigen Energiedrinks enthaltene Wirkstoff ist ein Komplex aus Aminosäuren. Auch Geflügelfleisch und einzelne Fischsorten enthalten reichlich davon.

Forscher der New York University, NYU, suchten im immensen Datenmaterial der berühmten NYU-Frauenstudie an mehr als 14.000 Teilnehmerinnen im Alter von 34 bis 65 Jahren nach Effekten von Taurin im menschlichen Organismus. Besonders in den Angaben in Bezug auf Krankheiten, Lebensstil und Ernährung fanden sie eine interessante Spur: Taurin schützt das Herz!

Während des Untersuchungszeitraums von 1986 bis 2006 verstarben 223 Frauen als Folge einer Herzerkrankung. Wissenschaftler suchten ihre Blutwerte zu Beginn der Studie heraus und verglichen sie mit den Labordaten von vergleichbaren 223 anderen Frauen, die keine Herzprobleme entwickelt hatten. Ihre Analyse zeigte: Trotz im Einzelfall sehr hoher Blutfettwerte blieb das Herz von Untersuchten mit Taurin-Aminosäuren im Blut trotz allem erstaunlich gesund.

Ähnliches ergaben bereits Studien mit Taurin an Gefäßen von Versuchstieren.

Über die Wirkung dieser Aminosäuren weiß man, dass sie im menschlichen Organismus die Kommunikation über Nervenbahnen verbessern und die Wirkungen anderer Aktivstoffe verstärken. Diese Energiefreisetzung beeinflusst direkt die Aktivität von Herz, Gehirn, Rückenmark und Nieren und führte bereits vor Jahren zur Entwicklung einer Nahrungsergänzung durch Taurin zusammen mit Koffein, das ebenfalls das Nervensystem belebt, eine natürliche Wirkstoffkombination zur Freisetzung natürlicher Energiepotenziale.

Feste Brust, ganz natürlich

Der Skandal um Billig-Brust-Implantate eines französischen Herstellers hat inzwischen eine erschreckende Dimension erreicht. Rund 100.000 Frauen in Großbritannien, Frankreich, Deutschland und anderen europäischen Ländern wissen inzwischen, dass die Implantate in ihrer Brust oft mit einem Substanz-Mix gefüllt sind, dessen Hauptbestandteil Silikon für industrielle Zwecke ist. Das Bundesinstitut für Arzneimittel und Medizinprodukte rät dringend zum Entfernen des Billigprodukts, da es reißen kann. Auch ohne Riss wird Silikon ausgeschwitzt – eine Zeitbombe für das empfindliche Gewebe!

Acht pflanzliche Substanzen aus diversen Volksmedizinen haben in wissenschaftlichen Anwendungsbeobachtungen die interessante Eigenschaft bewiesen, dass sie das Gewebe der weiblichen Brust vor einem Absacken und einem Schrumpfen bewahren. Das wird durch eine Ausbalancierung des Hormonhaushaltes erreicht. Unter den pflanzlichen, hormonregulierenden Wirkstoffen sind Extrakte aus Damiana, Dong Quai, Benediktenkraut, Sägepalme und Zitronenmelisse.

Soja, aber früh genug!

Besonders in den Anfängen der Wechseljahre reduzieren bestimmte Pflanzenfarbstoffe Hitzewallungen und andere Beschwerden deutlich. Diese botanischen Moleküle heißen Isoflavone und Isoflavonoide. Es sind Phytohorme, die in Pflanzen ebenso wie im weiblichen Körper milde, östrogenartige Wirkungen zeigen. Seit Jahrzehnten zählen vor allem Soja-Isoflavone zu den Stars der Medizin ab der Lebensmitte. Sie sind nicht nur eine bereits sehr geschätzte Alternative zu Hormontherapien – die Pflanzenfarbstoffe tragen aktiv zu einer ganzen Reihe weiterer Verbesserungen bei. Deshalb stellen Isoflavone und Isoflavonoide die Hauptsubstanzen in zahllosen Studien dar.

Im Frühjahr 2012, werteten Wissenschaftler des Japanese National Institutes of Health, der University of Delaware, der Stanford University und der University of Minnesota gemeinsam Soja-Untersuchungen aus 19 großen Kliniken aus und bestätigten eine Abnahme der Hitzewallungen um bis zu 26 Prozent. Ihr Urteil wörtlich: sehr effektiv, „highly effective". Dabei erkannten sie: Viele Frauen schätzen die Pflanzenmedizin so sehr, dass oft auch noch ein willkommener Placebo-Effekt eintritt. Deshalb äußerte sich sogar jede zweite Befragte eindeutig positiv.

Die neuen Ergebnisse sind ein weiterer starker Beleg für die Effekte der Soja-Isoflavone. Generell stärken sie die Abwehrkräfte. Weitere günstige Einflüsse beziehen sich auf die Herzgesundheit und auf den Knochenzustand von Frauen in der Menopause. Auch ihre Rolle in der Verhütung von Krebserkrankung wird weiter erforscht, betonen die Wissenschaftler.

Hormonsubstanz gegen Libidoverlust

DHEA ist das am meisten im Körper verbreitete Steroidhormon, aber das gilt nur bis zu einem Alter von etwa 25 Jahren. Danach fällt die körpereigene Produktion steil ab, und der 65 Jahre alte Organismus stellt nur noch zehn bis 20 Prozent der früheren Mengen her. Aus DHEA bildet der Organismus unter anderem die Sexualhormone Östrogen, Progesteron und Testosteron. Deshalb stehen Wechseljahrbeschwerden der Frau – ähnlich wie die Veränderungen durch die Andropause des Mannes - auch in unmittelbarem Zusammenhang mit dem Fehlen einer ausreichenden Menge an DHEA.

Aus diesem Grund werden Studien über die vielfältigen Effekte von DHEA überwiegend an Menschen in der zweiten Lebenshälfte durchgeführt. Hier ein dafür typisches Ergebnis. Frauen nach der Menopause nahmen nach der Ermittlung des individuellen Bedarfs ein Jahr lang unter wissenschaftlicher Anleitung Kapseln mit DHEA ein. Zuvor wurden nach internationalem Standard ihre Beschwerden, ihr sexuelles Interesse und ihre sexuellen Aktivitäten ermittelt. Am Ende der Studie erzielten die Testpersonen bei der Abschlussbefragung weit höhere Werte als Frauen aus Vergleichsgruppen, bei denen Vitamintabletten oder eine Hormon-Ersatztherapie auf dem Programm standen.

Ginseng für die Frau, Potenzholz für den Mann

Im Vergleich zu Frauen gehen Männer seltener zum Arzt, obwohl sie häufiger an chronischen Krankheiten leiden, und auch deshalb sterben sie früher. Solche Unterschiede werden im Wissenschaftsbereich Gender Medicine erforscht, und vor allem die Anti-Aging-Medizin holt nach, was bei der Frau Jahrzehnte lang versäumt wurde, weil Befunde an männlichen Studienobjekten einfach auf den weiblichen Organismus übertragen wurden.

Neueste Erkenntnisse, die aufhorchen lassen, betreffen Schlafmittel. Die Pharmaindustrie konzipiert sie für einen Acht-Stunden-Schlaf. Als ein neues Produkt für die Einnahme bei einer Schlafunterbrechung in der Nacht entwickelt wurde, untersuchte die amerikanische Medikamentenbehörde U. S. Food and Drug Administration, F.D.A., wie schnell die Wirkstoffe eigentlich verbraucht werden – und traute den Ergebnissen kaum: Männer verstoffwechseln Schlafsubstanzen doppelt so rasch! Als Folge wurde für sie jetzt eine Zwischendurch-Schlaftablette mit 3,5 Milligramm und für die Frau eine mit nur 1,75 Milligramm zugelassen.

Mediziner wissen, dass es viele Behandlungsbereiche gibt, in denen Frauen auf Arzneimittel anders reagieren, von Aspirin bis hin zu Betäubungsmitteln. Zitat aus dem Büro für Erforschung der Frauengesundheit an den National Institutes of Health: „Das ist erst die Spitze eines Eisberges. Es gibt eine Menge von geschlechtsspezifischen Unterschieden vieler Arzneimittel – einige sind schon gut erforscht, andere noch nicht."

Männer und Frauen unterscheiden sich auch deutlich, was ihren täglichen Bedarf an Nährstoffen betrifft. Dadurch wird eine genau auf ihre Bedürfnisse abgestimmte Kombination aller Komponenten notwendig, um sie optimal zu versorgen. Das verblüffende Wissen über geschlechtsspezifische Gesichtspunkte führte bereits zur Entwicklung spezieller Nahrungsergänzungen.

Die chronobiologischen, also tageszeitlich korrekten Formeln für Multivitamin-Mineral-Präparate machen einige Unterschiede besonders deutlich. Hier einige davon: Für die Frau mehr Carotinoide, Magnesium, Mangan und weniger Kalium, Eisen und Jod, dafür Soja-Isoflavone und ein Extrakt der chinesischen Heilpflanze, genannt weibliches Ginseng. Dem Mann werden unter anderem mehr Vitamin E, mehr Folsäure und aus dem brasilianischen Tropenwald das pflanzliche Aphrodisiakum Muria Puama, genannt Potenzholz, beigemischt.